大医传承文库·名老中医带教问答录系列

刘铁军带教问答录
——肝脾胃病经典病案诊疗分析

主　编　刘铁军　熊　壮

全国百佳图书出版单位
中国中医药出版社
·北　京·

图书在版编目（CIP）数据

刘铁军带教问答录：肝脾胃病经典病案诊疗分析/
刘铁军，熊壮主编. -- 北京：中国中医药出版社，
2024. 10. --（大医传承文库）

ISBN 978 - 7 - 5132 - 8936 - 8

Ⅰ. R256. 4；R256. 3

中国国家版本馆 CIP 数据核字第 2024XS9904 号

中国中医药出版社出版

北京经济技术开发区科创十三街 31 号院二区 8 号楼
邮政编码　100176
传真　010 - 64405721
山东润声印务有限公司印刷
各地新华书店经销

开本 710×1000　1/16　印张 13.5　字数 198 千字
2024 年 10 月第 1 版　2024 年 10 月第 1 次印刷
书号　ISBN 978 - 7 - 5132 - 8936 - 8

定价　59. 00 元
网址　www. cptcm. com

服 务 热 线　010 - 64405510
购 书 热 线　010 - 89535836
维 权 打 假　010 - 64405753

微信服务号　zgzyycbs
微商城网址　https://kdt. im/LIdUGr
官 方 微 博　http://e. weibo. com/cptcm
天猫旗舰店网址　https://zgzyycbs. tmall. com

《刘铁军带教问答录》
编委会

主　编　刘铁军　熊　壮

副主编　王　松　沈　东　樊经洋

编　委　董若彤　李　若　孙海涛

　　　　　吴春芳　徐海月　苏博扬

　　　　　孙文奇　傅玉洁

《大医传承文库》
顾　问

顾　问（按姓氏笔画排序）

丁　樱	丁书文	马　骏	王　烈	王　琦	王小云	王永炎
王光辉	王庆国	王素梅	王晞星	王辉武	王道坤	王新陆
王毅刚	韦企平	尹常健	孔光一	艾儒棣	石印玉	石学敏
田金洲	田振国	田维柱	田德禄	白长川	冯建华	皮持衡
吕仁和	朱宗元	伍炳彩	全炳烈	危北海	刘大新	刘伟胜
刘茂才	刘尚义	刘宝厚	刘柏龄	刘铁军	刘瑞芬	刘嘉湘
刘德玉	刘燕池	米子良	孙申田	孙树椿	严世芸	杜怀棠
李　莹	李　培	李曰庆	李中宇	李世增	李立新	李佃贵
李济仁	李素卿	李景华	杨积武	杨霓芝	肖承悰	何立人
何成瑶	何晓晖	谷世喆	沈舒文	宋爱莉	张　震	张士卿
张大宁	张小萍	张之文	张发荣	张西俭	张伯礼	张鸣鹤
张学文	张炳厚	张晓云	张静生	陈彤云	陈学忠	陈绍宏
武维屏	范永升	林　兰	林　毅	尚德俊	罗　玲	罗才贵
周建华	周耀庭	郑卫琴	郑绍周	项　颗	赵学印	赵振昌
赵继福	胡天成	南　征	段亚亭	姜良铎	洪治平	姚乃礼
柴嵩岩	晁恩祥	钱　英	徐经世	高彦彬	高益民	郭志强
郭振武	郭恩绵	郭维琴	黄文政	黄永生	梅国强	曹玉山
崔述生	商宪敏	彭建中	韩明向	曾定伦	路志正	蔡　淦
臧福科	廖志峰	廖品正	熊大经	颜正华	禤国维	

总 前 言

　　名老中医经验是中华医药宝库里的璀璨明珠，必须要保护好、传承好、发扬好。做好名老中医的传承创新工作，就是对习近平总书记所提出的"传承精华，守正创新"的具体实践。国家重点研发计划"基于'道术结合'思路与多元融合方法的名老中医经验传承创新研究"项目（项目编号：2018YFC1704100）首次通过扎根理论、病例系列、队列研究以及数据挖掘等定性定量相结合的多元融合研究方法开展名老中医的全人研究，构建了名老中医道术传承研究新范式，有效地解决了此前传承名老中医经验时重术轻道、缺乏全面挖掘和传承的方法学体系和研究范式等问题，有利于全面传承名老中医的道术精华。

　　在项目组成员共同努力下，最终形成了系列专著成果。《名老中医传承学》致力于"方法学体系和范式"的构建，是该项目名老中医传承方法学代表作。本书首次提出了从"道"与"术"两方面来进行名老中医全人研究，并解析了道术的科学内涵；介绍了多元融合研究方法，阐述了研究实施中的要点，并列举了研究范例，为不同领域的传承工作提供范式与方法。期待未来更多名老中医的道术传承能够应用该书所提出的方法，使更多名老中医的道术全人精华得以总结并传承。本书除了应用于名老中医传承，对于相关领域的全人研究与传承也有参考借鉴作用。基于扎根理论、病例系列等多元研究方法，项目研究了包括国医大师、院士、全国名中医、全国师承指导老师等在内的 136 位全国名老中医的道与术，产出了多个系列专著。在"大医传承文库·对话名老中医系列"中，我们邀请名老中医讲述成才故事、深入解析名老中医道术形成过程，让读者体会大医精诚，与名老中医隔空对话，仿佛大师就在身边，领略不同大医风采。《走近国医》由课题组负责人、课题组骨干、室站骨干、研究生等组成的编写团队完成，阐述从事本研究工作中的心得体会，展现名老中医带给研究者本人的收获，以期从侧面展现名老中医的道术风采，并为中医科研工作者提供启示与思考。《全国名老中医效方名论》汇集了 79 位全国名老中医的效方验方名论，是每位名老中医擅治病种的集中体现，荟萃了名老中医本人的道术大成。"大医传承文库·疑难病名老中医经验集萃系列"荟萃了以下重大难治病种著作：《脑卒中全国名老中医治验集萃》《儿科病全国名老中医治验集萃》《慢性肾炎全国名老中医治验集萃》《慢性肾衰竭全国名老中医治验集萃》《2 型糖尿病全国名老中医治验集萃》《慢性肝病全国名老中医治验集萃》《慢性阻塞性肺疾病全国名老中医治验集萃》《免疫性疾病全国名老中医治验集萃》《失眠全国名老中医治验集萃》《高血压全国名老中医治验集萃》《冠心病全国名老中医治验集萃》《溃疡性结肠炎全国名老中医治验集萃》《胃炎全国名老中医治验集萃》《肺癌全国名老中医治验集萃》《颈椎病全国名老中医治验集萃》。这些著作集中体现了名老中医擅治病种的精粹，既包括学术思想、学术观点、临证经验，又有典型病例及解读，可以从书中领略不同名老中医对于同一重大难治病的不同观点和经验。"大医传承文库·名老中医带教问答录系列"通过名老中医与带教弟子一问一答的形式，逐层递进，层层剖析名老中医诊疗思维。在师徒的一问一答中，常见问题和疑难问题均得以解析，读者如身临其境，深入领会名老中医临证思辨过程与解决实际问题的思路和方法，犹如跟师临证，印象深刻、领悟透彻。"大医传承文库·名老中医经验传承系列"在扎根理论、处方挖掘、典型病例等研究结果的基础上，生动还原了名老中医的全人道术，既包含名老中医学医及从医过程中的所思所想，突出其成才之路，充分展现了其学术思想形成的过程及临床诊疗专病的经验，又讲述了名老中医的医德医风等经典故事，总结其擅治病种的经验和典型医案。"大医传承文库·名老中医特色诊疗技术系列"展示了名老中医的特色诊法、推拿、针灸等特色诊疗技术。

以上各个系列的成果，期待为读者生动系统地了解名老中医的道术开辟新天地，并为名老中医传承事业做出一份贡献。

以上系列专著在大家协同、团结奋斗下终得以呈现，在此，感谢科技部重点研发计划的支持，并代表项目组向各位日夜呕心沥血的作者团队、出版社编辑人员一并致谢！

总主编　谷晓红

2023 年 3 月

内容提要

本书为长春中医药大学终身教授刘铁军 40 余年从医经验荟萃,通过对慢性乙型病毒性肝炎、代谢相关脂肪性肝病、肝硬化、慢性非萎缩性胃炎、慢性萎缩性胃炎、肿瘤相关疾病医案的分析,介绍了刘铁军教授"症 – 证 – 法 – 药 – 方"的核心遣方思想。

本书内容通过病例简述的方式,真实还原诊疗现场,从刘铁军教授在临床上治疗慢性乙型肝炎、代谢相关脂肪性肝病、肝硬化、慢性非萎缩性胃炎、慢性萎缩性胃炎以及肿瘤相关疾病入手,对其辨证选方用药进行分析,再从学生角度对其传承心得进行了整理;以师生问答的方式,对该类疾病的方剂鉴别、疾病鉴别、注意事项、预后调护等方面进行了总结。

本书内容循序渐进,深入浅出,抽丝剥茧,适合广大医学同行参考。期望读者在阅读该书时,能从中获得选方、用药、治病、防病的思路,让该书成为学习中医、传承中医、运用中医的案头书籍。

作者简介

刘铁军，男，1954年1月生，中共党员，长春中医药大学终身教授，博士研究生导师，主任医师。从事医教研工作近50年。吉林省首批拔尖创新人才，吉林省名中医，第四至第七批全国老中医药专家学术经验继承工作指导老师，国家中医药管理局评定的国家级名老中医药专家学术经验传承工作室指导老师。长春中医药大学高层次人才团队"脏毒腑秽学说基础与应用创新研究团队"领军人才；建立了刘铁军教授学术思想传承工作室和吉林省中医肝病化瘀通腑重点研究室；中华中医药学会国际健康智库专家；曾获得长春市委、市政府授予的"突出贡献专家""优秀科技人才"，以及省、市"医德标兵"及全省卫生系统"先进个人"等荣誉称号。

刘铁军教授主持及指导团队完成科研课题及获奖超50项，其中获吉林省科学技术进步奖二等奖1项、三等奖3项。国家中医药管理局科学技术进步奖三等奖1项，吉林省中医药管理局科技成果奖一等奖1项，中华中医药学会科学技术奖二等奖、三等奖各1项，吉林省科学技术协会学术成果奖一等奖、二等奖各1项，吉林省中医药学会科学技术奖一等奖2项。获国家药品监督管理局新药临床批件2项，实现科技成果转让2项，获国家发明专利2项。主持并参与科技部"九五"攻关课题"中医中药治疗慢性乙型肝炎的临床研究"，科技部"十五"攻关课题"慢性乙型肝炎中医辨证规范及疗效评价体系的研究"，科技部重大专项课题"慢性乙型肝炎证候规律及中西医结合治疗方案研究"等课题。2018年参与并推动科技部重点研发计划项目"基于'道术结合'思路与多元融合方法的名老中医经验传承创新研究"。

刘铁军教授虽已逾古稀，现仍坚持每周出诊6次，病区查房1次，承担院内外急危疑难重症的会诊，年诊治患者达1.6万人次以上。现在还为本科生、硕博士研究生授课，并基于中医学"下法"及本人创立的"脏毒腑秽学说"理论，培养国内外硕士研究生120余人，博士研究生21人，国家级学术继承人8人，部分硕博士研究生来自中国台湾省及蒙古国、泰国、韩国。近10年来，每年举办"刘铁军教授学术思想及临床经验研讨会（培训班）"2次，年参与学习及培训人员达600余人。出版专著及主编著作10余部，发表学术论文150余篇。刘铁军教授发掘并精研古今数百首经典名方于临床、教学、科研的实践中，创立并日臻完善了"脏毒腑秽学说""扶正固本消积学说""暖胃安和五脏学说""调气和解开郁学说"，并以此研发了疗效确切、安全可靠、适合中国人基因和体质特点的院内制剂10种，均已成为治疗消化系统疾病的品牌中成药，研发外用制剂6种，并广泛应用于临床，深受广大患者的欢迎。

前　言

2019 年，我受邀参加北京中医药大学牵头的国家重点研发计划项目——"基于'道术结合'思路与多元融合方法的名老中医经验传承创新研究之课题五：东北部地区名老中医学术观点、特色诊疗方法和重大疾病防治经验研究"（课题编号：2018YFC1704105），既感觉万分荣幸，又觉得重任在肩。这是课题组对本人 40 余年医、教、研工作成果的肯定，正因为这种肯定和期许，让我觉得自己必须做些什么，才能不辜负课题组寄予的厚望。

适时，《名老中医带教问答录系列》出版计划被提上日程，作为落实中医药"传承精华，守正创新"的著作，在看到课题策划的第一时间，我知道，应把自己的学术思想与临床经验，以著作的方式展现出来，用于回应课题组的期待。于是，便有了耗时一年有余的这部书籍的面世。

我始终在思考：中医药的传承到底是什么？应该是什么样的？需要怎么做？40 余载的业医生涯告诉我，中医药传承不仅是对学术经验的传承，更重要的是像本课题所提出的"道"和"术"两方面的共同传递。让莘莘学子在老师的辛勤培育下，既能学会如何遣方用药、治病救人，又能学习如何成为一名大医精诚、道术兼备的医者，同时，这也是我一生的理想追求。

我认为，对诊疗现场的还原在一定程度上能原汁原味地实现"道术结合"的传承。从诊疗的第一时间开始，对患者的基本情况、病情、诊断、处方、用药、每次复诊的加减用药或辨证处方进行展现，再通过老师和学生的多角度讨论分析，解惑答疑，以及患者治疗后的感受，真真切切地把我的诊疗过程展示在读者面前，从中或可起到抛砖引玉的效果，或为广大中医同道带来启迪。

本书的出版，与我的学生沈东、王松、董若彤、徐海月、李若、吴春芳、孙海涛、苏博扬等人的努力是分不开的。在此，对他们表示诚挚的谢意。

　　同时，真诚地希望本书能为中医药的传承贡献绵薄之力，为中西医并重治疗消化系统疾病提供些许借鉴。由于本人水平有限，书中难免有所纰漏，不当之处，望各位同道提出宝贵意见，以便再版时修订完善。

刘铁军

2024 年 8 月于长春中医药大学附属医院国医堂

目　录

第一章　慢性乙型肝炎

第一节　"通下"以止"犯上"

一、病例简述

（一）诊断现场

患者，女，65岁，2019年10月20日初诊。

患者半年前无明显诱因出现胁肋胀闷不适，未予重视，半年来症状时轻时重，1周前与家人争吵后上症加重，经休息不得缓解，为求中医药系统治疗来诊。

刻下症：纳差，眠差，腹满痛，小便黄，大便黏腻难下，4～5日一行。舌红，苔黄腻，脉滑数。

既往史：自述乙肝病史10余年。

西医诊断：慢性乙型肝炎（简称"乙肝"）。

中医诊断：胁痛（肝郁气滞，湿热蕴结）。

治法：疏肝理气，泄热通便。

处方：柴胡疏肝散合枳实导滞丸加减。柴胡15g，陈皮20g，白芍20g，甘草10g，川芎20g，炒枳壳15g，醋香附20g，甘松15g，炒枳实15g，黄连10g，黄芩15g，大黄6g，生白术20g，茯苓20g，盐泽泻20g，焦六神曲20g。7剂，水煎取汁450mL、150mL，早晚温服。

二诊（2019年10月31日）：服药后患者胁肋胀痛缓解，矢气频，腹满痛缓解，大便仍黏腻，2日一行，患者腑气渐通，故上方大黄减至3g，继服7剂。

三诊（2019年11月11日）：服药后患者胁肋胀痛好转，大便随气而下，1日一行，上方减枳实导滞丸，仅服柴胡疏肝散，7剂，以善其后。

病名	主症	辨证	治法	选药	选方
胁痛	胁痛，呃逆，烦躁易怒	肝郁气滞	疏肝理气	柴胡	柴胡疏肝散
	大便黏腻难下，脘腹胀满疼痛	湿热蕴结	泄热通便	大黄	枳实导滞丸

（二）病案分析

《格致余论》曰："饮食入胃，游溢精之德，而有干健之运，故能使心肺之阳降，肾肝之阴升，而成天地交之泰，是为无病。"患者患乙肝日久，肝体受损，情绪激动后气机上逆，郁滞日久而化热，与外感或内生之湿邪相合，变为湿热，阻滞肠道，其本质还是肝郁气滞，治宜疏肝理气，基于"症－证－法－药－方"核心思想，药选柴胡，胁痛之症明显，故治以柴胡疏肝散疏肝理气，调理气机。值得注意的是，下焦不通，机体的代谢废物难以排泄，浊气留驻肠道，毒邪被肠腑重吸收，经过肠－肝循环再次伤及肝脏，加重肝脏负担，故而肝病患者要注意保持大便通畅，正如明代李梴所言"肝病宜疏通大肠"。本患者大便难下，其大便时长较平时有严重改变，间隔时间延长，4～5日一行，尽管不干燥，但仍可辨为便秘。治宜用大黄，而其大便性状黏腻，为湿热蕴结之象，呃逆、腹胀皆为气机失调之征，故选用大黄类方之枳实导滞丸泄热导滞。

慢性肝病过程中，机体正气不足，抗邪无力，若湿热疫毒之邪侵袭人体，则破坏机体内平衡，致湿热疫毒之邪郁结肝胆，困遏脾胃，引起脏腑功能紊乱，气血阴阳失衡。湿热疫毒亦是致病因素，可产生痰浊瘀血等病理产物，湿、热、毒、瘀诸邪互结，缠绵难去，导致肝病由急性转为慢性，甚至向肝硬化、肝癌演变，并由实证向虚证转化，出现虚实夹杂之候。肝病的治疗，注重扶正而不留邪，祛邪而不伤正，以通为用，以通为补，亦通亦补，从而达到正复胜邪，邪去正安的目的。

（三）传承心得体会

"症－证－法－药－方"的选方过程是刘铁军教授临床遣方用药的特点之一，其核心思想就是以患者症状（症），结合四诊，确定所属证候（证），由此确定治疗原则（法）。在确定治法的基础上，从关键的"药证"确定选择以何药为主的主方，缩小选方范围，再回归患者症状，从主要所属的类方范畴中选择治病主方。

汉代张仲景在《伤寒论》中创制的四逆散，被视为疏肝法之首方，柴胡疏肝散在此基础上加味而成，是疏肝解郁的代表方剂，为目前临床疏肝解郁的经典方和常用方。《医学统旨》提出柴胡疏肝散"治怒火伤肝，左胁作痛，血菀于上"。主要治疗肝火所致的胁痛，以疏肝解郁、理气止痛为治疗大法。

枳实导滞丸出自李东垣的《内外伤辨惑论》，可消积导滞，清热利湿，使下焦得通，邪气得去，而气机自然升降有常。本患者之胁痛以气滞为特点，兼以大便不通，刘铁军教授用理气导滞之合方，使患者气机得通，大便随气而下，腑气通则浊气降，诸症自愈。

二、师徒答疑

学生：老师是如何看待中西医治疗慢性乙型肝炎的？

老师：中西医尽管在指导思想上有所不同，但坚持中西医并重是吾辈行医之人的准则，不应故步自封，甚至有门户之见，阻碍中医发展的同时，延误患者病情。在临床诊治中始终坚持"中医要精，西医要好"的原则，指导学生"中医多品经典，西医多读指南"，以西医学为参考，重视中医辨证论治，也明了西医的优势。例如，在本书中出现的所有西医诊断为病毒性乙型肝炎，且病毒载量已达到抗病毒治疗标准的患者，本着疗效至上的原则，以核苷类似物抗病毒药进行治疗，抑制病毒复制，阻止或延缓病情进展。除此之外，余药余法皆为中医思维，祛邪而使正安。

学生：在肝病的治疗中，老师如何看待"下法"？

老师：下法中医八法之一，是指运用具有泻下作用的药物，通泻大便，逐邪外出的治法。《素问·五脏别论》曰："五脏者，藏精气而不泻，故满而不能实；六腑者，传化物而不藏，故实而不能满。""胃、大肠、小肠、三焦、膀胱，此五者，天气之所生也，其气象天，故泻而不藏，此受五脏浊气，名曰传化之府。此不能久留，输泻者也。"六腑受五脏之浊气，当其内糟粕久留时，浊气不能及时排出，则会打破机体平衡，诱发疾病，"六腑以通为用"的理论也就由此而来，五脏之邪气以六腑为通路，通腑降浊，斡旋气机，腑气通则食积、水湿、痰饮、瘀血等浊气有路可去。在肝病的治疗中，下法应贯穿始终，如吴又可在《温疫论》中主张的"逐邪勿拘结粪"，下法之"下"，不应仅为燥屎，更应是五脏浊气，故而逐邪宜早不宜迟，临床中要注意保持患者大便通畅，腑气得通，气机通畅，肝得通泄，则病可去。

"下法"能通腑实、去毒邪，使毒性物质从肠道排出。现代研究表明，慢性肝病过程中，胃肠蠕动功能受损，肠道内容物积留时间过久，肠-肝循环的首次通过作用降低，肠源性内毒素及血氨的吸收增加，加剧脑血液循环障碍，应用下法可减少内毒素的吸收，从而减轻毒素对肝脑的损害，预防和减轻乙肝患者肝性脑病的发生。

学生：乙肝患者有哪些需要注意的呢？

老师：第一，乙肝患者首先要禁止饮酒，减少酒精对肝脏的损伤，减慢病毒性肝炎的发展进程，降低肝硬化、肝癌的风险。第二是肝病患者须谨慎用药，肝脏作为人体的代谢器官，很多药物需要在肝脏内进行转化分解，滥用药物无形中会加重肝脏负担，更要注意偏方、秘方的不当使用，减少药物性肝损害。第三是要注意饮食，不要盲目进补，不要大量食用滋补、油腻的食物，少食煎炸、辛辣、熏烤等食物，选择清淡易消化的蔬菜、优质蛋白，合理饮食，当肝病患者发展为肝硬化时，常伴随食管胃底静脉曲张，应禁止食用坚果类的硬质食物，防止其划破血管造成消化道出血危及生命。第四是保持良好情绪，肝病患者常因长期疾病困扰而出现情志改变，引发抑郁、焦虑等情绪症状，肝主疏泄，当人情志不遂时，疏泄功能失常，易加重病情。第五是肝病患者要注意休息，不要过度劳累，劳累过度会降低机体免疫力，减弱肝脏对抗病毒的能力，从而加剧病情。

第二节　安神通腑定精神

一、病例简述

（一）诊断现场

患者，女，35岁，2020年10月23日初诊。

患者平素性急易怒，睡眠质量较差，半年前于社区医院检查"乙肝定量"示乙肝"小三阳"，半年间自觉胸闷，后渐无睡意，心悸易惊，自述胁肋胀满，时轻时重，思维天马行空不受控制，常觉心中有阵阵无名之火，今为求中医药系统治疗来诊。

刻下症：胁肋胀痛，胸闷，眼干，失眠多梦易醒，心烦易惊，身重，难以转侧，头晕，腹痛，纳少，小便黄，大便干涩难下，4日一行。舌红苔黄，脉弦数。心电图无明显异常。

西医诊断：慢性乙型肝炎，焦虑抑郁状态。

中医诊断：胁痛（肝胆火郁，热扰心神）。

治法：散火解郁，通腑安神。

处方：柴胡加龙骨牡蛎汤合小承气汤加减。柴胡20g，龙骨30g，牡蛎30g，茯苓20g，黄芩15g，桂枝15g，大枣10g，生姜10g，姜半夏10g，党参15g，大黄6g，厚朴15g，炒枳实15g，瓜蒌30g，龙胆草20g。7剂，水煎取汁450mL、150mL，日2～3次口服，以大便下为宜，同时辅以心理疏导。

二诊（2020年11月3日）：患者服药后症状较前缓解，胁肋仍觉胀满，心中无名之火消失。夜间有睡意，但睡眠时间短，醒后疲乏，小便仍黄，大便1～2日1次。上方加淡竹叶20g，嘱患者服药仍以大便通利为准，日2～3

次口服，继服 7 剂。

三诊（2020 年 11 月 14 日）：服药后患者睡眠时间延长，情绪较大波动时仍多梦，小便调，大便通，上方减小承气汤，继服 10 剂。

四诊时患者睡眠情况大有改善，基本恢复正常状态，继服上方 10 剂，巩固治疗。

病名	主症	辨证	治法	选药	选方
胁痛	胁肋胀痛，胸闷，眠差，心烦易惊	肝胆火郁，气机逆乱	散火解郁	柴胡	柴胡加龙骨牡蛎汤
	大便艰涩	腑气不通，火热扰心	通腑安神	大黄	小承气汤

（二）病案分析

患者肝病日久，肝气郁而化火，其人平素性急易怒，检查得知罹患乙肝后情绪焦虑不得缓解，其气郁于胸胁而不行，故出现胸闷、胁肋胀满之感，《灵枢·营卫生会》载："壮者之气血盛，其肌肉滑，气道通，营卫之行，不失其常，故昼精而夜暝。"气机逆乱，则营卫之行失其常，故出现"夜不暝"，火热下移肠道，则大便不通，火性炎上，夹秽浊上冲于脑，则头晕，火热扰动心神，则心烦，心神散乱则思维失于约束。实为肝之疏泄失常影响人之情志，治疗上主要以疏其肝气、调其精神、散其火热为落脚点，处方首选柴胡类方，次用龙骨、牡蛎之类，结合身重难以转侧等典型症状，选用柴胡加龙骨牡蛎汤。患者有明显的腑气不通、干涩难下的症状，故应以通腑气为主，药选大黄，选方小承气汤，基于肺与大肠相表里，以降肺气佐以通腑气，则其肝疏、其惊定、其神安、其火散、其腑通，机体自然恢复如常。考虑患者肝胆之火盛，恐柴胡一味药效较轻，故加龙胆草清泻肝胆实火。

（三）传承心得体会

"善诊者，察色按脉，先辨阴阳"，刘铁军教授从患者症状出发，结合病因及病史，辨为阳证，且一派火热之象，为胁痛伴随情志症状，其肝失疏泄，脏腑阴阳气血失调，火扰心神，惊动心神则睡眠障碍。以"症－证－法－药－方"为核心思想遣方，先定药证为柴胡与大黄，再选用散火解郁之柴胡加龙骨牡蛎汤、小承气汤加瓜蒌泄热通腑，再加用龙胆草一味，增其泻火之效。诸药合用，使邪热从后阴而走，以通下之性降上逆扰神之火热，以收涩之性镇惊扰动乱之气机，通收相伍，清定相佐，故效如桴鼓。二诊时加用淡竹叶，利小便，增水液之出路，而使邪热之邪从前阴而解。

《伤寒寻源》对柴胡加龙骨牡蛎汤有很高的评价，称"其何能施补天浴日之手，而建扶危定倾之业耶，神哉！弗可及已"，认为其证为"阴阳扰乱，浊邪填膈，膻中之气，不能四布，而使道绝，使道绝，则君主孤危，因而神明内乱"。本患具有肝系疾病伴随情志改变的特点，其气机疏泄失常，壅遏胸中，火热上炎，心主神明被扰，神明内乱则其思维情志均会表现异常，《伤寒寻源》言："阴邪之上僭者，复桂枝生姜半夏以开之；阳邪之下陷者，用黄芩大黄以降之，使上下分解其邪，邪不内扰；而兼以人参大枣，扶中气之虚，龙骨牡蛎铅丹，镇心气之逆；且柴胡大黄之攻伐，得人参扶正以逐邪而邪自解，龙骨牡蛎之顽钝，得桂枝助阳以载神而神自返。"在临床应用时，因为铅丹市场无售且其毒性较大，故龙骨、牡蛎均用至30g，以补镇下之力不足，从而达到重镇安神的目的。

小承气汤出自《伤寒论》，功用清下热结、除满消痞，用于阳明腑实所致的胸腹胀满，潮热汗出，甚则喘促，谵语烦乱，大便秘结，舌苔黄，脉滑数，或脘腹胀满，里急后重，大便黏腻不爽者。方以大黄泄热通便、清除实邪，厚朴行气除满、降逆止痛，枳实破气消积，消痞止痛。该方为轻下热结的代表方剂，临床应用时，刘铁军教授常加全瓜蒌一味。全瓜蒌，甘、微苦、寒，归肺、胃、大肠经，功善清热化痰、宽胸散结、润肠通便。

小承气汤为《伤寒论》通腑泻下之方剂，用于治疗阳明病，其病机源于热结腹中，迫津液外泄，故汗出，此热未结至极，却亦使大便干结，腑气不通，则腹胀，胃热上炎干肺则喘，热邪结于上焦则满闷。刘铁军教授基于肺与大肠相表里的理论，治该类便秘非仅从胃肠论治，结合《石室秘录》所说

"大便闭结者，人以为大肠燥甚，谁知是肺气燥乎？肺燥则清肃之气不能下行于大肠"，于本方基础上加全瓜蒌以润肺开胸，滋水行舟。是以取药味之寒性以助清热之功，取宽胸散结以降肺气，解胸郁，兼降一身气机之能，润肺以生津液，通肃降以助大肠传糟粕，且起治疗喘促兼证之效，更取瓜蒌润肠通便，助燥屎下排，对于里实热结未至极，小承气汤效力不足，大承气汤用之亦过者，实为处于两方之中却不大下之良品。

二、师徒答疑

学生：老师如何看待情志与肝病之间的关系？

老师：肝病由于具有传染性、遗传性、恶变性和难治愈性等特点，使许多患者缺乏治愈疾病的信心，临床多表现为烦躁、抑郁、悲观等不良心态，严重者可出现肝病后抑郁症，这不仅不利于疾病的治疗，而且还可直接或间接引起疾病向不利的方向发展。而情志内伤正是肝病后抑郁症的重要病因，气机郁滞则为其核心病机，其理论来源于《景岳全书》中"因病致郁"的观点。情志发于五脏，受多种因素调节，《素问·阴阳应象大论》言："天有四时五行，以生长收藏，以生寒暑燥湿风。人有五脏化五气，以生喜怒悲忧恐。"肝主疏泄，喜条达而恶抑郁，对气血运行及精神情志有调控作用，当其疏泄功能太过时，全身气机随之逆乱，气上而生怒，下而生恐，当疏泄功能停滞时，气机郁滞，则生郁结，肝气化火时则易扰动心神清窍，正如《丹溪心法》说："气血冲和，万病不生，一有怫郁，诸病生焉，故人身之病多生于郁。"人的思维情志不仅与肝关系密切，而且与五脏功能密不可分，同时反过来亦可作用于五脏，《灵枢·本神》曰："肝藏血，血舍魂，肝气虚则恐，实则怒。脾藏营，营舍意，脾气虚则四肢不用，五脏不安，实则腹胀经溲不利。心藏脉，脉舍神，心气虚则悲，实则笑不休。肺藏气，气舍魄，肺气虚，则鼻塞不利少气，实则喘喝胸盈仰息。肾藏精，精舍志，肾气虚则厥，实则胀。五脏不安。"临床中要注意情志在疾病发生发展及预后中的重要作用，引导患者保持心态平和，以求五脏安泰。

第三节　开郁顺气则气自降

一、病例简述

（一）诊断现场

患者，男，38 岁，2020 年 12 月 2 日初诊。

患者体胖，平素嗜食肥甘厚味。1 个月前与妻子争吵后出现胸闷，严重时以拳捶胸数次方可缓解，偶伴呃逆，声高而频，自行服用柴胡舒肝丸（具体用量不详）后，症状缓解，后每因情绪激动而复发，心情平复后好转。3 天前与妻子争吵后外出聚会，就餐后上症加重，再服柴胡舒肝丸（具体用量不详）及休息后未缓解，为求中医药系统治疗来诊。

刻下症：胸闷心烦，呃逆，声响连连，胃胀，胸闷，嗳气欲呕，纳差，眠差，小便调，大便黏腻，日 1 次，便不净感。舌暗苔白腻，脉弦滑。

既往史：乙肝病史 2 年，慢性非萎缩性胃炎 1 年。

西医诊断：慢性乙型肝炎，慢性非萎缩性胃炎。

中医诊断：肝着（气机郁滞，痰浊内停）。

治法：顺气解郁，化痰降逆。

处方：四磨饮子合旋覆代赭汤加减。党参 15g，乌药 10g，槟榔 15g，沉香 10g，旋覆花 20g，代赭石 30g，姜半夏 10g，生姜 10g，大枣 10g，炙甘草 15g。5 剂，水煎取汁 450mL、150mL，早晚温服。

二诊（2020 年 12 月 13 日）：服药后患者胸闷缓解，已无欲捶胸之感，呃逆渐轻，声响渐弱，嗳气得解，矢气频，此为气郁得顺的征象，嘱患者继服上方 5 剂。

三诊（2020 年 12 月 24 日）：服药后患者胸闷及呃逆大为减轻，上方减四磨饮子，继服 7 剂而愈。

病名	主症	辨证	治法	选药	选方
肝着	胸闷心烦，呃逆，声响连连	肝郁气滞	顺气解郁	沉香	四磨饮子
	呃逆，嗳气欲呕	胃气上逆，痰浊内停	降逆化痰	半夏	旋覆代赭汤

（二）病案分析

"肝着"为张仲景在《伤寒杂病论》中所提出，"肝着，其人常欲蹈其胸上，先未苦时，但欲饮热"，治以旋覆花汤。本案患者之胸闷初由情志不遂而引起，后复因与家人争吵，其素体痰浊较盛，肝郁气滞，气机上逆于胸则胸闷甚，气机横逆犯胃，胃气上逆而呃逆连连，且服柴胡舒肝丸不效，观其症状，气逆不降仍为主因，其肝郁较甚，普通疏解郁滞之药力稍不足，故药用沉香，以其重镇降逆之效，发挥"通天彻地"之功，选四磨饮子开其郁闭。而再观他症，呃逆连连，胃脘、胸胁胀满不舒，嗳气频繁而欲呕，结合舌脉，痰浊较盛，辨为胃气上逆，中焦运化失常，痰瘀湿盛，"胃不和则卧不安"，其睡眠自然会受到影响，故药用化痰之半夏，选方以旋覆代赭汤降其气、化其痰。"土得木而达"，胃气的和降离不开肝气的条达，"肝为起病之源，胃为传病之所"，肝气不舒易引起呃逆，在治疗中要注意肝的升发、肺的肃降及气机升降之枢纽脾胃的功能，诸法引导诸药，则用之有效。

（三）传承心得体会

肝主疏泄，调畅全身气机，脾气以升为健，胃气以降为和，脾胃之间气机的升降平衡，与肝的疏泄功能密切相关。若肝的疏泄功能失常，则气机不畅，肝气郁结，升发太过，其气结于胸中，则胸闷心烦，其气横逆犯胃，胃气上逆动膈则呃逆。清代唐宗海在《血证论》中认为"木之性主于疏泄，食气入胃，全赖肝木之气以疏泄之，而水谷乃化，设肝之清阳不升，则不能疏泄水谷，渗泄中满之证，在所难免"。又如《灵枢·经脉》云："足厥阴肝所生病者，胸满呕逆。况五行之生克，木动必犯土，胃病治肝，隔一之治也。"刘铁军教授在治疗时，也是从这两方面入手，考虑其肝气郁滞，素体痰浊较盛，用四磨饮子合旋覆代赭汤治之。

四磨饮子出自宋代严用和之《济生方》，仅乌药、人参、沉香、槟榔四味药组成，可治肝气横逆，上犯于胸而见气逆喘息、胸膈不舒、烦闷不食等症，具有较强的破气解郁作用，用于恶气吞心之呃逆，其效甚佳。其中乌药，《本草新编》言其"性多走泄，不甚刚强"，可"凡气堪顺，止翻胃，消积食作胀"，又言沉香可"补相火，抑阴助阳，养诸气，通天彻地，治吐泻，引龙雷之火下藏肾宫，安呕逆之气"，槟榔"坠诸气极下，专破滞气下行"。三药均针对气郁，故加人参一味，固护正气，用于此患正可解燃眉之急。

《古今名医方论》称旋覆代赭汤为"承领上下之圣方也"，其出自《伤寒论·辨太阳病脉证并治》，言："心下痞硬，噫气不除者，旋覆代赭汤主之。"《长沙药解》言旋覆花"通血脉而行瘀涩，能除漏滴，清气道而下痰饮，善止哕噫。其诸主治，逐痰饮，止呕逆，消满结，软痞硬，通血脉，消水肿"，认为旋覆代赭汤"以土虚胃逆，碍甲木下行之路，胃口痞塞，浊气不降。参、甘、大枣，补其中脘，半夏、姜、赭，降其逆气，旋覆花行其瘀浊也"。张锡纯《医学衷中参西录》认为"代赭石性凉质重，最善平肝、降胃、镇冲。参赭并用，借赭石之重坠以化其升浮，使人参补充之力下行可至涌泉"。刘铁军教授用之祛痰降逆，使中焦得通，则胸中郁结可散，呃逆自降。

二、师徒答疑

学生：肝之气机不畅，疏泄失常，常可引起脾胃疾患，如本患之呃逆等症状，临床中应如何治疗？

老师：中医学认为肝主疏泄，是一种较为综合的生理功能，主要关系人体气机的调畅。既可以调节人的情志活动，又可以协助脾胃消化吸收饮食物，还可以通过调节气机，维持人体气、血、水的正常运行。人体各种复杂的物质代谢，均在气机的运动升降出入过程中完成。肝的疏泄功能正常，则气机调畅，气血调和，经脉通利，所有脏腑器官的活动正常协调，各种富有营养的物质不断化生，水液和糟粕排出通畅。若肝失疏泄，气机不畅，不但会引起情志、消化、气血水液运行等多方面的异常表现，还会出现肝郁、肝火、肝风等多种肝的病理变化。肝与脾胃关系密切，故在许多肝病患者身上可见脾胃病症状。如呃逆，肝胃本相通，肝与胃中的任何一脏病变均可导致两脏发病。肝的升发作用有助于脾气的升清，脾升又是胃降的前提，木性疏泄、肝性条达则脾升胃降，气机通畅。若恼怒伤肝导致肝气郁滞，疏泄反常可致脾胃运化失司，脾无法升清，胃无法降浊，胃气携浊上逆而发，或由肝气郁滞，不能助脾运化，聚湿生痰，复因恼怒，皆可能逆气夹痰浊上逆动膈，导致呃逆的发生。在治疗中要注意把握疾病的主要、次要矛盾，单以顺气未免有失偏颇，而当以"治中焦如衡，非平不安"为旨，平调气机为要，肝气条达，气机调畅则脾运胃纳、脾升胃降如常。因此，临证时重在观察气机失调之所在，顺气机升降之规律，以恢复木之升发、胃之和降之性，则诸症可愈。

第四节　标本同治，速去其症

一、病例简述

（一）诊断现场

患者，男，44岁，2020年10月13日初诊。

患者半个月前无明显诱因出现两胁肋胀痛，伴口苦，未予重视，此间症状时轻时重，3天前因情绪波动上述症状加重，甚则恶心欲吐，为求中医药系统治疗来诊。

刻下症：胁肋胀痛，痛及胃脘，口苦口黏，烧心，反酸，恶心欲呕，目赤，纳差，眠差多梦，小便短赤，大便干，2日一行。舌红苔黄腻，脉弦滑。

既往史：乙肝病史7年，胆囊炎病史2年，饮酒史20年。

西医诊断：慢性乙型肝炎，胆囊炎。

中医诊断：胁痛（肝胆湿热证）。

治法：疏肝利胆，清利湿热。

处方：龙胆泻肝汤合左金丸加减。龙胆草15g，生地黄15g，甘草10g，黄芩10g，柴胡15g，盐车前子15g，当归20g，盐泽泻20g，栀子15g，木通5g，吴茱萸3g，黄连18g，大黄5g。5剂，水煎取汁450mL、150mL，早晚温服。

二诊（2020年10月24日）：患者两胁胀痛，烧心，时反酸，口苦口黏、恶心欲呕减轻，睡眠状况改善，小便黄，大便可。上方加煅瓦楞子30g，继服7剂。

三诊（2020年11月4日）：患者诸症缓解，情绪激动时胁胀，时有反酸，继服上方7剂而愈。

病名	主症	辨证	治法	选药	选方
胁痛	胁肋胀痛，口苦口黏	肝胆湿热	疏肝利胆，清利湿热	柴胡	龙胆泻肝汤
	反酸	肝火犯胃	清泻肝火，和胃降逆	黄连	左金丸

（二）病案分析

胁痛是临床中肝胆疾病最常见的症状，《素问·脏气法时论》云："肝病者，两胁下痛引少腹，令人善怒。"本病多由情志、饮食、外伤、劳欲久病等原因引起，有虚实之分，即"不通则痛"与"不荣则痛"，治疗中应辨明气血、虚实、外感、内伤。本案患者胁肋胀痛连及胃脘，其仍属在气，且情绪波动加重，辨为肝郁作祟，气滞为本，治以疏肝理气为法，从"症－证－法－药－方"的选方角度，选柴胡为主的类方。肝失疏泄，致使气机郁滞而化火，脾失运化而生湿，湿热交结，胆失通降，胆汁外溢，上犯于口则口苦，郁火煎津而致口黏，内扰心神则失眠多梦，目为肝之窍，肝火上炎而目赤不舒，肝火犯胃则烧心、反酸，湿热蕴结中焦则恶心欲呕，为典型的肝胆火盛、湿热蕴结之证，小便短赤，大便干燥，辨为实火湿热下注之象，故首选柴胡类方之龙胆泻肝汤。清代医家汪昂《医方集解》言该方"治肝经实火，湿热，胁痛，耳聋，胆溢口苦，筋痿，阴汗，阴肿阴痛，白浊溲血"。费伯雄《医方论》认为"肝胆火盛，湿热郁蒸者，此方为宜，下部发病者尤妙"。而虑其肝火犯胃之症状较重，龙胆泻肝汤似有不足，故合用左金丸泻肝火行湿以平其胃。

（三）传承心得体会

《医宗金鉴》认为，"胁痛口苦，耳聋耳肿，乃胆经之为病也。筋痿阴湿，热痒阴肿，白浊溲血，乃肝经之为病也。故用龙胆草泻肝胆之火，以柴胡为肝使，以甘草缓肝急，佐以芩、栀、通、泽、车前辈大利前阴，使诸湿热有所以出也。然皆清肝之品，若使病尽去，恐肝亦伤也，故加当归、生地补血以养肝，盖肝为藏血之脏，补血即所以补肝也。而妙在泻肝之剂反作补肝之药，寓有战胜抚绥之义矣"。龙胆泻肝汤以龙胆草大苦大寒为君，泻肝胆实火，清肝胆湿热，黄芩、栀子苦寒泻火燥湿为臣，泽泻、车前子、木通清热利湿，使邪从下焦而去，恐苦燥寒凉伤阴，故加生地黄、当归滋阴养血，柴胡引诸药入肝经，畅达肝胆之气。方中多苦寒之药，易伤脾胃，应用时要注意患者体质。

《丹溪心法》对"火"做了如下论述，认为"火，阴虚火动难治。火郁当发，看何经，轻者可降，重者则从其性而升之。实火可泻，黄连解毒之类；虚火可补，小便降火极速。凡气有余便是火，不足者是气虚"。言左金丸善治肝火，观其方药组成，应用了苦寒直折之黄连和辛温大热之吴茱萸，《本草思辨录》在"吴茱萸"一篇中论述道"左金丸，治肝脏火实左胁作痛，似非吴茱萸热药所宜。顾其方黄连多于吴茱萸五倍，肝实非吴茱萸不泄，连多茱少，则不至助热，且足以解郁滞之热，肝脾两获其益"。

二诊时，刘铁军教授观其脉证，加煅瓦楞子 30g 制酸止痛，以求速治其标，尽快缓解患者症状，从而增强患者信心，提高患者依从性，一则疏解患者不安情绪，以免由反酸等症状加重郁滞之证，因病致郁，二则"信者为医"，在提高患者依从性的同时增强疗效。

二、师徒答疑

学生：治疗本患者速去其标的妙处是什么？

老师：中医治病考虑的不仅是疾病本身，更重要的是"人"，生理上解决病痛，心理上则要减轻疾病带来的负担，正所谓"治病先治心"，许多肝炎或脾胃病患者病情缠绵难愈，要尽量避免因病致郁，即减轻疾病带来的心理痛苦，而患者精神压力较大，日久可能会发展成为抑郁症、焦虑症等疾病，此为因郁致病，如此恶性循环，给患者带来极大的困扰。在临床中，舌脉这些专业知识患者是不太懂的，其最直观的感受就是症状的改善。本患者反酸、烧心症状较重，一诊时针对其病因治疗，其标证缓解不明显，但随着时间推移和药效发挥，反酸等症状也会逐渐好转，但很多时候患者心理压力较大，治疗一段时间如果效果不明显，就会对医者产生怀疑，医患矛盾也就产生了。故二诊加用煅瓦楞子针对胃酸加强制酸止痛之功，快速改善症状，患者谓之疗效如神。在临床中，好的疗效往往是医患沟通中最有力的润滑剂，能迅速打消患者顾虑，将信任建立起来，患者依从性就会更好，后续治疗也将事半功倍，很多矛盾和问题都会迎刃而解。

第五节　调气与血，致其平和

一、病例简述

（一）诊断现场

患者，男，39 岁，2019 年 12 月 11 日初诊。

患者 1 个月前熬夜加班 1 周后出现右胁下隐约不适感，1 个月间右胁下胀痛渐重，自服护肝片（具体用量不详），胀痛稍缓。1 周前夜间胀痛加重难忍，甚至有针刺感，为求中医系统治疗来诊。

刻下症：右胁下胀痛，夜间加重，甚有针刺感，胸闷，善太息，口干，纳少，眠差，小便黄，大便略干，2～3 日 1 次。舌质暗，脉弦涩。

既往史：乙肝家族遗传史。

西医诊断：慢性乙型肝炎。

中医诊断：胁痛（气滞血瘀证）。

治法：疏肝理气，活血化瘀。

处方：柴胡疏肝散合血府逐瘀汤加减。柴胡 15g，陈皮 20g，白芍 20g，甘草 10g，川芎 20g，炒枳壳 15g，醋香附 20g，甘松 15g，牛膝 15g，桔梗 15g，当归 20g，生地黄 20g，红花 15g，赤芍 15g，炒桃仁 10g，大黄 6g。5 剂，水煎取汁 450mL、150mL，早晚温服。

二诊（2019 年 12 月 22 日）：患者夜间胁肋胀痛缓解，已无明显刺痛感，矢气较前频，大便仍干，1～2 日一行，舌质仍暗，脉弦略涩。上方大黄减至 3g，继服 7 剂。

三诊（2020 年 1 月 2 日）：患者诸症好转，继服 5 剂而止。

病名	主症	辨证	治法	选药	选方
胁痛	右胁下胀痛，胸闷，善太息	气滞	疏肝理气	柴胡	柴胡疏肝散
	右胁下胀痛，夜间加重，甚至有针刺感	血瘀	活血化瘀	桃仁、红花	血府逐瘀汤

（二）病案分析

胁痛最早见于《黄帝内经》，《景岳全书》将其分为外感和内伤，其基本病机为肝络失和，痛之本质为不通则痛或不荣则痛。本患者属内伤之不通则痛的范畴，其特点为肝病日久，疏泄失常，肝郁气滞而致血瘀，症见胁肋胀痛、胸闷；肝木受损则易乘脾土，故某些患者还会出现胃胀、呃逆、腹胀等症状；病理产物瘀血易阻滞气机，加重气滞，是一种因果相关的恶性循环，疼痛入夜加重，甚有刺痛之感，为血瘀的典型表现。本案治以调畅气机为主，兼以活血化瘀，用药时从疏肝理气入手，从"症-证-法-药-方"的选方角度进行考虑，当选择以柴胡为主药的相关类方，治法当理气与活血兼顾，故方剂选用柴胡疏肝散疏肝行气，以达气行则血行之效，合血府逐瘀汤活血化瘀，以达血行助气行之功，患者气血不得通达，不通则痛，柴胡疏肝散与血府逐瘀汤合用，则"疏其血气，令其条达，而致和平"，从而破解瘀滞相生、因果相乘的恶性循环。小剂量大黄的运用，一在通降腑实，二在祛邪气，三在调气机。腑实通，邪气除，气机畅，中焦得运，脾胃之枢得转，则气行瘀通。二诊时患者矢气频作，此为气机运转、病情向好之象，大便较前好转，故大黄减量，调运气机，助脾胃化生气血，以通为补。

（三）传承心得体会

患者来诊时，刘铁军教授详细询问了其疼痛特点，结合舌脉，认为其病起于气滞，血随气行，气滞则血滞，进而血瘀，血瘀阻碍气血之运行，形成恶性循环，选方从治气与治血入手，双管齐下，最终确立以柴胡疏肝散合血府逐瘀汤加味。

柴胡疏肝散出自《景岳全书》，谓其"主胁肋疼痛"，可疏肝解郁，柴胡、芍药以疏肝解郁为主；香附、枳壳、陈皮以理气滞；川芎以活其血；甘草以和中缓急。该方主治因情绪波动（如大怒、抑郁等）所致的胁肋胀满疼痛，功善疏肝理气。考究秦伯未先生所著《谦斋医学讲稿》，知其为四逆散加川芎、香附而成，诸药共奏和血理气之功，尤以疏肝为长。本病例中，刘铁军教授根据患者肝郁的本象，用此方取其疏肝理气、活血解郁的功效，方中柴胡疏肝解郁，《本草新编》载其味苦，气平，微寒，可散诸经血凝气聚，为本方的君药；香附入肝胆经，可开肝中之滞涩，长于理气止痛，可助柴胡解肝经气郁；川芎行血海，通肝经之脏，破癥结宿血，主活血止痛，与香附同助柴胡解肝经郁滞，增强行气活血之力，解气滞血瘀。陈皮理气和胃，枳壳行气止痛，白芍养血柔肝，皆为方中佐药。最后以甘草调和诸药，与白芍配伍，酸甘化阴以缓急止痛。柴胡疏肝散理气活血，用于此则事半功倍，而因其针对气滞之功为长，活血之力相对较弱，对于本患者表现的滞瘀相关的恶性循环破解之力稍显不足，故刘铁军教授合用血府逐瘀汤以增强活血化瘀之力。

血府逐瘀汤出自清代王清任《医林改错》，其立法重在行气活血祛瘀，主治气机郁滞，瘀血内阻胸部，即"胸中血府血瘀"。方为桃红四物汤合四逆散加桔梗、牛膝而成。根据《本草择要纲目》记载，桃仁"苦甘平无毒，沉而降，阴中之阳，入手足厥阴经血分"，其苦可以导滞，破血以生新血，可破瘀血，又可润燥。《本草经解》记载红花气温，禀天春和之木气，入足厥阴肝经，味辛无毒，可活血通经，散瘀止痛。两药合用为君，臣以赤芍、川芎、牛膝，取赤芍清热凉血，散瘀止痛，川芎活血止痛，牛膝善走不守，引血下行，佐以生地黄、当归、桔梗、枳壳、柴胡养血行气。《本草新编》言当归是"生气生血之圣药，非但补也。血非气不生，气非血不长。当归生气而又生血者，正其气血之两生，所以生血之中而又生气，生气之中而又生血也"。气行则血行，全方诸药合用，气血同调。

柴胡疏肝散和血府逐瘀汤是刘铁军教授常用的合方，虽然两者有部分药物重复，但因其所擅长领域不同，而气滞血瘀又是肝病患者常见的证候，两者一善行气，一善活血，气血同源而相生同行，两方相合而优势互补，行气兼活血，活血助行气，实为佳配。

二、师徒答疑

学生：老师如何看待气机在肝病发生发展过程中的重要作用？

老师：《素问·举痛论》载"余知百病生于气也，怒则气上，喜则气缓，悲则气消，恐则气下，寒则气收，炅则气泄，惊则气乱，劳则气耗，思则气结"。百病生于气，此处"气"既可指情绪之气，又可指周身之气，其本质上皆为气机失调。张景岳注曰："气之在人，和则为正气，不和则为邪气。凡表里虚实，逆顺缓急，无不因气而至，故百病皆生于气。"临床中有非常多的疾病都是由气机失调所致，而疾病产生后又会反过来作用于气机，形成恶性循环。《仁斋直指方论》言："人以气为主，一息不运则机缄穷，一毫不续则穿壤判。阴阳之所以升降者气也，血脉之所以流行者亦气也，荣卫之所以转运者气也，五脏六腑之所以相养相生者亦此气也。"说明气是构成人体和维持人体生命活动的最基本物质，气的运行影响整个人体的生命活动，气机调畅则五脏六腑之气化功能正常，反之气机失调则五脏六腑之气化功能失常，百病丛生。肝脾为气机升降的关键，肝随脾升，胆随胃降，肝病患者本以肝脏受损，同时肝木乘脾土，脾胃也出现相应损伤，两者对人体气机的调节受限，则气机升降出入失常。所以说在疾病尤其是肝病发生发展过程中，更应格外注重调节气机的升降出入运动。

"气平则宁，气不平则病"，治疗时整体采取"补其不足，损其有余，郁者散之，散者收之，上者降之，下者升之"的方法，调节气机升降出入，使之归于相对平衡协调的正常状态，此为《素问·至真要大论》所云"疏其血气，令其条达，而致和平"。张景岳在《景岳全书》中认为，"气之为用，无所不至，一有不调，则无所不病……凡病之为虚为实、为寒为热，至其变态，莫可名状。欲求其本，则止一气字足以尽之。盖气有不调之处，即病本所在之处也"。以此将疾病的发生、发展、迁延不愈归结为气不调所致，同时，还说"所以病之生也，不离乎气；而医之治病也，亦不离乎气。但所贵者，在知气之虚实，及气所从生耳"。强调医者应从调节气机入手，从而达到治疗疾病的目的。以上论述与《内经》中"百病生于气"的观点不谋而合，皆强调了"调气为要"在疾病治疗中的重要性，而后世医家据此多有发挥，不再赘述。总而言之，日常诊疗过程中，无论是肝病还是其他疾病，一定要注重对气机的调节。

第六节 实脾则肝自愈

一、病例简述

（一）诊断现场

患者，女，46 岁，2019 年 11 月 20 日初诊。

患者 2 个月前因情志不畅出现胸闷不舒，经心理疏导后似有缓解。近 2 个月胸闷胁胀，时有腹泻，泻前腹部攻冲作痛，肠鸣而泻，泻后痛减，晨起及情绪激动时易发。2 天前与人争吵后胁肋胀痛难忍，腹泻，完谷不化，自行服用"泻立停"（具体用量不详）腹泻稍有缓解，停药后复发。今为求中医系统治疗来诊。

刻下症：胁肋胀痛，郁闷心悸，善太息，乏力神疲，肠鸣，腹痛即泻，泻后痛减，矢气频，得温觉舒，口干，稍觉口苦，纳差，眠可，小便可，舌淡苔白，脉弦细而缓。

既往史：乙肝病史 20 余年。

西医诊断：慢性乙型肝炎。

中医诊断：胁痛（肝郁脾虚，肝气乘脾）。

治法：疏肝解郁，抑肝扶脾。

处方：逍遥散合痛泻要方加减。当归 20g，柴胡 15g，茯苓 20g，炙甘草 10g，薄荷 10g，生姜 10g，白芍 20g，陈皮 20g，防风 15g，炒白术 20g。7 剂，水煎取汁 450mL、150mL，早晚温服。

二诊（2019 年 12 月 1 日）：患者情绪较前稳定，腹痛、腹泻大有好转，继服上方 7 剂。

三诊（2019 年 12 月 12 日）：患者已无上述症状，继服上方 5 剂以巩固疗效，嘱其调畅情志。

病名	主症	辨证	治法	选药	选方
胁痛	胁肋胀痛，胸闷心悸，善太息	肝郁脾虚	疏肝解郁	柴胡	逍遥散
	腹痛即泻，泻后痛减	肝气乘脾	抑肝扶脾	防风	痛泻要方

（二）病案分析

清代医家李冠仙在其著作《知医必辨》中云："肝气一动，即乘脾土，作痛作胀，甚则作泻，或上犯胃土，气逆作呕，两胁痛胀。""人之五脏，唯肝易动而难静。其他脏有病，不过自病，亦或延及别脏，乃病久而生克失常所致。"本医案正是此类病证之典型，患者为 46 岁女性，平素情志不遂，且乙肝病毒缠绵日久，内成伏毒，耗散正气，壅遏气血，肝木郁而克脾土，脾胃运化功能失常，肝郁而脾虚，则易出现胁肋胀满、胸闷心悸等症，中焦不利，致下焦小肠清浊不分，大肠传导失司，则易出现如胃痛、胃胀、腹痛、泄泻等脾胃受损之症状，从"症－证－法－药－方"的选方角度考虑，本患胁肋胀痛、善太息，当首选以柴胡为主药的相关类方，以疏其肝郁，又因患者存在胸闷心悸、乏力神疲等脾虚诸症，故以逍遥散疏肝解郁理脾，《汤头歌诀》谓该方"归、芍养血平肝；木盛则土衰，术、草和中补土，柴胡升阳散热，茯苓利湿宁心，生姜暖胃祛痰，薄荷消风理血""木郁则火郁，火郁则土郁，土郁则金郁，金郁则水郁。五行相因，自然之理也。余以一方治木郁，而诸郁皆解"。患者还存在典型的痛泻之症，故加痛泻要方抑肝扶脾，止其痛泻。

（三）传承心得体会

清代医家张秉成在著作《成方便读》中这样论述逍遥散，"夫肝属木，乃生气所寓，为藏血之地，其性刚介，而喜条达，必须水以涵之，土以培之，然后得遂其生长之意。若七情内伤，或六淫外束，犯之则木郁而病变多矣。此方以当归、白芍之养血，以涵其肝，苓、术、甘草之补土，以培其本，柴胡、薄荷、煨生姜俱系辛散气升之物，以顺肝之性，而使之不郁，如是则六淫七情之邪皆治，而前证岂有不愈者哉"。方中柴胡疏肝解郁，条达肝气而为君药。当归辛温，其性可升可降，《本草新编》谓其"入之补气药中则补气，入之补血药中则补血，入之升提药中则提气，入之降逐药中则逐血也。而且用之寒则寒，用之热则热，无定功也"，本方用之养血和血，为血中气药；白芍酸苦敛阴，可柔肝养血。两药合用可补肝体而和肝用，共为臣药。白术健脾强胃，与升散药柴胡同用又可养肝，茯苓、甘草健脾益气，既能实土以御木侮，且使营血生化有源，共为佐药。薄荷一味，疏散郁遏之气，透达肝经郁热。

患者腹痛即泻，肠鸣，矢气频，胸闷胁胀，询问病史知其情绪激动时病情严重，为典型痛泻，本证多由情志不遂、肝气郁结、疏泄失常所致。肝失疏泄，肝气横逆犯脾，脾气壅滞，木旺克土，致使脾失健运，肝脾不调，属肝脾同病。痛泻之证治宜补脾抑肝，祛湿止泻。痛泻要方中白术味苦甘辛而气温，其势可升可降，《本草新编》言其为后天培土圣药，补脾燥湿以治土虚，为本方君药。白芍苦酸性凉，入肝脾经，柔肝缓急止痛，与白术相配，于土中泻木，为臣药。陈皮辛苦而温，《本草经解》载其"禀天春升之木气，入足厥阴肝经，又得地南西火金之味，入手少阴心经、手太阴肺经，可理气燥湿醒脾"，为佐药。配伍少量防风，具升散之性，与术、芍相伍，辛能散肝郁，香能疏脾气，且有燥湿以助止泻之功，又为脾经引经之药，故兼具佐使之用。四药相合，可以补脾胜湿而止泻，柔肝理气而止痛，使脾健肝柔，痛泻自止。

二、师徒答疑

学生：本案为肝脾同治的典型，临床中应如何考虑？

老师：乙肝病毒本质属于外邪，易耗损正气，正是《内经》所言"邪之所凑，其气必虚"，强调正气在疾病发生发展过程中的重要作用，由此我们也应注重后天之本脾胃，脾胃功能正常，则气血生化有源，正所谓"正气存内，邪不可干"。本患肝病日久，影响了脾胃功能，《金匮要略》有云"见肝之病，知肝传脾，当先实脾"，本患正是此种病理演变，所以要重视解决脾胃的问题，《医方考》说："泻责之脾，痛责之肝，肝责之实，脾责之虚，脾虚肝实，故令痛泻。"本患以痛泻要方治之，落脚在于"泻"，"实脾则肝自愈，此治肝补脾之要妙也"。肝为木气，全赖土以滋培，水以灌溉，中医学强调整体观念，我们还应考虑到患者的年龄、性别、性格等差异，从而应用肝脾同治之法。

学生：此类慢性乙型肝炎患者应如何考虑、如何治疗？

老师：慢性乙型肝炎患者临床中的常见症状有肝胆区疼痛、恶心、呕吐、厌油腻、食欲差、全身乏力、腹泻或便秘等，因其病程较长，且具有传染性，诸多因素结合，患者深受疾病困扰，易导致肝病后抑郁症的产生。临床中我们遇到此类患者时，要充分结合四诊信息，特别是症状不典型时更应格外注意，抽丝剥茧找到病之本质所在。治疗上我们要坚持中西医并重，不能故步自封，要借鉴、参考、应用西医的检查、检验、药物等，取长补短，再通过疾病的具体情况，运用中医学思维、方药等进行辨证论治，以达到最佳疗效。

第七节　木郁痰作祟，痰化气自舒

一、病例简述

（一）诊断现场

患者，女，27岁，2020年6月16日初诊。

患者2年前因工作及家庭原因，精神压力较大，逐渐出现胁胀、精神紧张等症状，未予重视。2个月前患者焦虑、抑郁情况加重，于当地医院诊断为轻度抑郁症，给予抗抑郁药口服治疗（具体药物及剂量不详），未见明显好转，经亲属介绍来诊。

刻下症：精神悲伤抑郁，心境低落，胸闷胁胀，咽中异物感，咯之不出，咽之不下，头晕，疲乏感，手足不温，食少纳呆，入睡困难，多梦，小便微黄，大便黏滞不爽，1~2日一行。舌淡苔白腻，脉弦滑。

既往史：乙肝病史9年。

西医诊断：慢性乙型肝炎，抑郁焦虑状态。

中医诊断：郁证（痰气郁结证）。

治法：行气开郁，化痰散结。

处方：半夏厚朴汤合四逆散、泻心汤加减。姜半夏10g，厚朴15g，紫苏叶20g，生姜10g，茯苓20g，白芍20g，炙甘草15g，柴胡20g，炒枳实15g，黄芩10g，黄连5g，大黄3g。7剂，水煎取汁450mL、150mL，早晚温服。

二诊（2020年6月27日）：患者胸闷、睡眠情况较前好转，嘱其注意大便情况，多与家人朋友倾诉，参加室外活动，从自身心理调控心情，患者配合较好，效不更方，继服上方7剂。

三诊（2020年7月8日）：患者情绪有所恢复，咽中异物感缓解，大便调和，日 1 ~ 2 次，故上方减泻心汤，7 剂，嘱其继续配合治疗，患者言其状态及心态已大有改善。

患者基本恢复正常，但遇事仍易焦虑悲观，嘱其在日常生活中自我训练调控，必要时复诊。

病名	主症	辨证	治法	选药	选方
郁证	精神悲伤抑郁，咽中异物感	肝失疏泄，痰凝气聚	行气开郁，化痰散结	半夏	半夏厚朴汤
	胸闷胁胀	肝郁气滞	疏肝理气	柴胡	四逆散
	大便黏滞不爽	湿热蕴结	清热利湿	大黄	泻心汤

（二）病案分析

"郁"之一病，多在气机不畅的基础上发展而来，"凡郁皆肝病也"，肝主疏泄，调节人体周身气血，通过气的升降出入变化推动血液、津液和各种物质的运行，故肝失疏泄则气机不行，郁而不通，称之为郁。《金匮要略·妇人杂病脉证并治》记载了属于郁病的脏躁及梅核气两种病证，认为这两种病证多发于女性。朱丹溪在《丹溪心法》中提出气、血、火、食、湿、痰六郁学说，认为六郁互为因果，以气郁为主。由于肝失条达，气机郁滞则气郁；血随气行，气郁则血瘀，导致血郁；气郁久而化火乃成火郁；火性炎上，炼液为痰，则成痰郁；木不疏土，脾土失运，湿郁、食郁由此而生。《临证指南医案》所载的病例，均属情志之郁，充分注意到精神治疗对郁病具有重要意义，认为"郁证全在病者能移情易性"。

本患因工作及家庭原因而致情志不遂，肝气郁结，气郁而生痰，痰气相搏上结于咽喉，故出现胸闷胁胀、咽中异物感等一派痰湿内阻之象，故从"症-证-法-药-方"的选方角度进行考虑，当选择以半夏为主药的相关类方，以起化痰之功。《古今医鉴》曾云："梅核气者，窒碍于咽喉之间，咯之不出，咽之不下，有如梅核之状是也。"纵观本患，正是典型梅核气的症状，喉中犹如有物，实则为无形之痰，结合《金匮要略》之言"妇人咽中如有炙脔，半夏厚朴汤主之"，故治疗用半夏类方之半夏厚朴汤，以理气开郁化痰。其气郁滞，肝之疏泄失常，脾失运化，心失所养，人之思维情志受到影响，故眠差多梦。水谷精微不得化生，清窍失养，则头晕而易疲乏，气郁于内，阳气不达四末，则症见手足不温，故治应选柴胡类方四逆散以疏肝理脾。患者大便黏滞不爽，属湿热蕴结，下焦郁滞不通，故加大黄类方泻心汤，取"通因通用"之意，以清热利湿，增其疗效。

（三）传承心得体会

"梅核气"一词首见于宋代《南阳活人书》，言："梅核气……塞咽喉，如梅核絮样，咯不出，咽不下。"描述了本病的典型症状。国医大师李振华认为该病虽外象见于咽喉，却与脏腑失调有关，咽部异物感为标，肝脾失调为本，气滞痰凝咽喉为其病机关键。梅核气与精神高度紧张、情绪变化较大密切相关，所以情绪剧烈波动时，其症状会更加明显。西医学将该病视为咽球综合征、咽喉神经症和癔球综合征等。

此案患者为痰气郁结之证，刘铁军教授治之以半夏厚朴汤合四逆散及泻心汤加减，半夏厚朴汤出自《金匮要略》，药物组成仅 5 味。半夏辛、温，入肺、脾、胃经，化痰散结为君。厚朴味苦、辛，温，归脾、胃、肺、大肠经，可燥湿消痰，下气除满，助半夏散结之力，为臣。茯苓气平，味甘，无毒，《本草经解》言其"主胸胁逆气，忧恚惊邪恐悸"，其甘平淡渗"所以能燥脾伐水清金"。《长沙药解》言苏叶"辛散之性，善破凝寒而下冲逆，扩胸腹而消胀满，故能治咽中瘀结之证，而通经达脉，发散风寒，双解中外之药也"。此处用之以宽胸散结，宣解气郁。最后佐以辛温之生姜，和胃止呕，制半夏之毒。《医宗金鉴》在讨论梅核气时言："此病得于七情郁气，凝涎而生，故用半夏、厚朴、生姜辛以散结，苦以降逆，茯苓佐半夏，以利饮行涎，紫苏芳香，以宣通郁气，俾气舒涎去，病自愈矣。"

四逆散出自《伤寒论》，言："少阴病，四逆，其人或咳，或悸，或小便不利，或腹中痛，或泄利下重者，四逆散主之。"该方由柴胡、芍药、枳实、甘草组成，为疏肝理脾之代表方剂。方中柴胡为君，入肝胆经，疏肝解郁，可透达阳气，臣以白芍敛阴柔肝，与柴胡合用，条达肝气。枳实理气解郁，泄热破结，甘草调和诸药，合白芍有芍药甘草汤之意，可缓急止痛，故亦可用于治疗胁肋脘腹疼痛。

泻心汤亦为仲景之经典方剂，其创制的五首泻心汤处方现仍广泛应用于临床，刘铁军教授用本方清患者之湿热，通其下焦，同时嘱其关注自身大便情况，实为"乾坤大挪移"之法，将患者注意力从关注自身情绪上转移开来，为身心同治之策。

二、师徒答疑

学生：老师如何看待"郁"和肝病之间的关系？

老师：肝病通常指各种原因引起的慢性肝炎、肝硬化、肝癌等，其发病率高，病程漫长，容易反复，预后较差，常伴有躯体不适。病毒性肝炎患者具有传染性、恶变性，常在心身双重的折磨中度过，所以，慢性肝病患者长期处于一种抑郁状态，他们对生活悲观失望，对生存失去信心。我们把这种由慢性肝病引起的抑郁状态称为肝病后抑郁症，属于广义心身疾病的范畴。肝病后抑郁症是肝病发生后引发的抑郁症，属于继发性抑郁症的一种。随着肝炎患者病程的延长，会出现各种心理障碍，主要表现有抑郁和沮丧、焦虑与孤独、紧张与脆弱、绝望与任性及过分参与。抑郁的发生不但直接影响患者的生活质量，加重肝病的病情，延缓疾病的康复，而且可显著影响个体的心身健康、社会交往、职业能力及躯体活动。我们在前期的研究中发现，情志内伤是肝病后抑郁症的重要病因，气机郁滞是肝病后抑郁症的核心病机。

从中医学角度而言，木郁为郁中之最，木在体而言为肝，肝主疏泄而调气机，郁之为病，或因或果，皆与肝有关。肝通过其疏泄功能和对气机的调畅作用，可进而调节人的精神情志活动，《素问·灵兰秘典论》云："肝主谋虑。"肝主谋虑即谋划、思虑，肝与心神共同调节人体思维、情绪等神经精神活动，正常生理情况下，肝的生理功能正常，人体能较好地协调自身的精神情志活动，若肝失疏泄，则易引起人的精神情志活动异常，疏泄太过，表现为烦躁易怒、头胀头痛、面红目赤等，疏泄不及，则表现为抑郁寡欢、多愁善虑等。肝主疏泄失常与情志失常往往互为因果。肝失疏泄而情志异常，称为因病致郁；因情志异常而致肝失疏泄，称为因郁致病。郁证的治疗，要以疏导为先，配合药物治疗，调摄精神，近愉悦而远忧虑，多与人交流倾诉，同时通过合理膳食，增强体质。

第八节 以"下"治黄

一、病例简述

（一）诊断现场

患者，女，45 岁，2020 年 11 月 5 日初诊。

患者 14 年前曾于当地医院确诊为慢性乙型肝炎，3 天前无明显诱因出现发热，体温最高可达 39℃，目黄，身黄，小便黄。今为求中医药系统治疗来诊。

刻下症：发热，体温 38.3℃，目黄，身黄，小便色深黄，胁肋胀痛，神疲乏力，恶心欲吐，口干口苦，纳眠差，大便 3 日未行。舌红苔黄腻，脉弦滑数。

既往史：乙肝病史 14 年。

西医诊断：慢性乙型肝炎急性发作。

中医诊断：黄疸（热重于湿）。

治法：利湿退黄，清热通腑。

处方：茵陈蒿汤合龙胆泻肝汤加减。茵陈 30g，大黄 6g，炒栀子 15g，龙胆草 15g，生地黄 15g，甘草 10g，黄芩 10g，柴胡 15g，盐车前子 15g，当归 20g，盐泽泻 20g，木通 5g。7 剂，水煎取汁 450mL、150mL，日服 2 ~ 3 次，服药频次依据大便情况调整。

二诊（2020 年 11 月 16 日）：服药后患者已无发热及恶心欲吐感，目、身、小便黄色减轻，大便日 1～2 次。上方大黄减至 3g，7 剂。

三诊（2020 年 11 月 27 日）：诸症好转，继服上方 7 剂巩固治疗，嘱患者保持大便通畅，以期邪有出处。

患者复查肝功能已恢复正常，嘱其服用院内制剂"胁腹宁颗粒"巩固疗效。

病名	主症	辨证	治法	选药	选方
黄疸	发热，目黄，身黄，小便黄，大便 3 日未行	热重于湿	利湿退黄，清热通腑	大黄	茵陈蒿汤
	胁肋胀痛，口干口苦	肝胆湿热	清热利湿	柴胡	龙胆泻肝汤

（二）病案分析

黄疸一病，历代医籍记载颇多，早在《内经》中已有记载，"溺黄赤，安卧者，黄疸……目黄者曰黄疸"。《金匮要略·黄疸病脉证并治》提出："黄家所得，从湿得之。"认为黄疸的发病以湿邪为主，并将黄疸分为黄疸、谷疸、酒疸、女劳疸和黑疸五种。《诸病源候论》则提出："脾胃有热，谷气郁蒸，因为热毒所加，故卒然发黄，心满气喘，命在顷刻，故云急黄也。"阐明了黄疸中较为危急之急黄。本患虽无明显诱因之发黄，但病情发展相对急黄较为缓慢，无高热、神昏、谵语等危重表现，故可排除。《景岳全书》言："阳黄证多以脾湿不流，郁热所致，必须清火邪，利小水，火清则溺自清，溺清则黄自退。"认为阳黄为脾虚湿盛、郁而化热所致，提出清热、利小便的治黄之法。本患之黄疸主要责之于肝，其肝病日久，肝之疏泄功能失常，脾失健运而生湿，湿郁而化热，热迫胆汁妄行，泛溢肌肤而发黄，其大便不行，下焦不通，致邪无出路，治疗主要以退黄为落脚点，选用茵陈类方，同时通下焦给邪以出路，选大黄类方，故用治黄疸之经典名方茵陈蒿汤，同时合用龙胆泻肝汤清泻实火，使热可从小便而走，事半功倍。

（三）传承心得体会

茵陈蒿汤出自《伤寒论》，言："伤寒七、八日，身黄如橘子色，小便不利，腹微满者，茵陈蒿汤主之。"其中茵陈微寒，《本草经疏》言其"主风湿寒热，邪气热结，黄疸，通身发黄，小便不利及头热，皆湿热在阳明、太阴所生病也。苦寒能燥湿除热，湿热去，则诸证自退矣。除湿散热结之要药也"。《本草述钩元》曰："茵陈，发陈致新，与他味之逐湿热者殊，而渗利为功者，尤难相匹。黄证湿气胜，则如熏黄而晦，热气胜，则如橘黄而明。湿固蒸热，热亦聚湿，皆从中土之湿毒以为本，所以茵陈皆宜。"仲景治疸证，亦多用之，为其禀少阳初生之气，是以善清肝胆之热，兼理肝胆之郁，热消郁开，胆汁入小肠之路毫无阻隔也。用之清热利湿，疏利肝胆，为君药；栀子善清泄三焦湿热，并可退黄，《本草新编》谓栀子"味苦，气寒，可升可降，阴中阳也，无毒。入于肝、肺，亦能入心。有佐使之药，诸经皆可入之。专泻肝中之火，其余泻火，必借他药引经而后泻之也。止心胁疼痛，泻上焦火邪，祛湿中之热，消五痹黄病"，用之为臣药；大黄通利大便，导热下行为佐。三药相配，使湿热之邪从二便而去，湿去热除，则发黄自退。

龙胆泻肝汤出自清代汪昂《医方集解》。《成方便读》言："以龙胆草大苦大寒，大泻肝胆之湿火；肝胆属木，木喜条达，邪火抑郁，则木不舒，故以柴胡疏肝胆之气，更以黄芩清上，山栀导下，佐之以木通、车前、泽泻，引邪热从小肠、膀胱而出；古人治病，泻邪必兼顾正，否则邪去正伤，恐犯药过病所之弊，故以归、地养肝血，甘草缓中气，且协和各药，使苦寒之性不伤胃气耳。"该方可去肝胆湿热及肝胆实火，与茵陈蒿汤合用，正对本患之证，使湿热实邪从二便而走，双管齐下，疗效更为显著。

二、师徒答疑

学生：西医学认为黄疸为肝病范畴，老师治疗黄疸时为何要嘱患者注意保持大便通畅？

老师：西医学认为黄疸的发生主要是胆红素代谢障碍，引起血清内胆红素浓度升高所致，而胆红素存在肠－肝循环，即指胆红素随胆汁排入肠道后，由肠道细菌脱氢还原为尿胆原。部分尿胆原被肠道吸收，经门静脉回到肝脏，其中的大部分再转变为结合胆红素，又随胆汁经胆道排入肠内，即胆红素的肠－肝循环。现代研究表明，慢性肝病过程中，胃肠蠕动功能受损，肠道内容物积留时间过久，由于肠－肝循环的作用，使胆红素过多地进入体内，不能被机体代谢，进一步加重了胆红素循环障碍。根据中医学"六腑以通为用"的理论，病毒性肝炎高胆红素血症的治疗中，应着重注意患者大便情况，逐邪应早，早期应用下法，下可存阴扶正，通可解毒逐邪，降可调气清腑，可尽早去除病邪，消除病因，减轻病理损害，防止传变，扭转病势，泻下通便对黄疸来说是治本之法，而利小便只属治标之法。另外，运用本法时，不应仅局限于要有"下下之证"方可下之，勿拘泥于"痞、满、燥、实"等须攻则攻之症。泻下之法应用大黄为主药，通过其泻下祛瘀的作用，阻碍胆红素的肠－肝循环，使其吸收减少，并配合茵陈、栀子及大柴胡汤等利胆攻下之法，共同促进胆汁分泌和增加胆汁流量，疏通肝内毛细胆管，改善肝内微循环，达到活血化瘀、祛湿退黄的目的。大黄有走而不守、祛瘀生新、清热解毒及活血化瘀等作用，使痰、瘀、热、毒从大便而出，为泻下的代表药物。现代药理研究表明，大黄具有广谱抗菌、抗病毒作用，能减少肠道内毒素吸收，改善肝脏微循环，消除肝脏炎症反应，促进胆汁分泌，增加胆汁流量，促进肝细胞再生。在治疗黄疸时，临床上常选用茵陈蒿汤、栀子大黄汤及大黄硝石汤等方剂，此类方中均有大黄，吴又可谓其"退黄以大黄为专功"。实践证明，茵陈与大黄协同使用，退黄效果更好。

学生：观老师之临床，几乎皆为经典方剂的应用，经验自拟方少之又少，这是为何？

老师：中医药自古至今始终与中华文明相伴而行，不仅凝聚了千百年来古今医家的大智慧，更是在实践中不断被检验、被锤炼的。从《五十二病方》到张仲景《伤寒杂病论》，再到晋代《肘后备急方》《刘涓子鬼遗方》，再到唐代《备急千金要方》《千金翼方》，再到宋代《太平圣惠方》《太平惠民和剂局方》，再金元四大家等，内、外、妇、儿各科，经典方剂浩如烟海，是我们中医从业人员的宝藏，挖掘好已能受用终身，又何必费心费力的自拟方剂呢？我们所运用的经典方，都是经过数千年的大浪淘沙，传承至今的，其用药精准、配伍得当、结构严谨，临床中每每用之，皆效如桴鼓，且经典方剂作为你们本科一直学习的内容，老师以经典教授，学生从旧知识中得到新感悟，那将更加易于传授和接受。经典方剂的学习，不仅是中医从入门到精通的捷径，更是中医的灵魂所在，传承精华，守正创新，站在巨人的肩膀上，沿着历代医学巨擘的思路，用着医道大家的方药，自然能站得更高，看得更远。

第二章　代谢相关脂肪性肝病

第一节　"三补三泻"补肝肾

一、病例简述

（一）诊断现场

患者，男，59 岁，2019 年 10 月 15 日初诊。

患者 10 年前无明显诱因出现胁痛，口干渴，多饮，未予重视，6 年前体检时发现脂肪肝，并且血糖偏高，于当地医院就诊，诊断为脂肪肝、2 型糖尿病。规律口服药物治疗，病程中未严格坚持饮食运动疗法，其间上述症状反复发作，未予重视及系统治疗。4 天前上述症状加重伴视物模糊，为求中医药系统治疗来诊。

刻下症：胁肋隐痛，视物模糊，口燥咽干，饮不解渴，盗汗，乏力，夜间手足心热，心烦，头晕，耳鸣，腰酸膝软，眠差，多尿，大便日 1～2 次，舌红少苔，脉细数。

既往史：脂肪肝、2 型糖尿病病史 6 年，高血压病史 10 年。

西医诊断：代谢相关脂肪性肝病，2 型糖尿病。

中医诊断：胁痛，消渴（肝肾阴虚，虚火上炎）。

治法：补益肝肾，滋阴降火。

处方：六味地黄丸合玉液汤加减。熟地黄 30g，山茱萸 12g，山药 12g，盐泽泻 9g，牡丹皮 9g，茯苓 9g，黄芪 30g，葛根 30g，鸡内金 10g，知母 20g，五味子 15g，天花粉 15g。10 剂，水煎取汁 450mL、150mL，早晚温服。

二诊（2019 年 10 月 26 日）：服药后患者胁痛、夜间手足心热、盗汗症状减轻，效不更方，继服上方 10 剂。

三诊（2019 年 11 月 6 日）：服药后患者诸症好转，为固其效，服用疏肝降脂颗粒及六味地黄丸（中成药），嘱必要时复诊。

病名	主症	辨证	治法	选药	选方
胁痛 消渴	胁痛，腰膝酸软，手足心热	肝肾阴虚	滋阴降火	熟地黄	六味地黄丸
	口燥咽干，乏力盗汗	气阴两虚	益气滋阴	黄芪、山药	玉液汤

（二）病案分析

六味地黄丸出自钱乙《小儿药证直诀》。《小儿药证直诀笺正》称其为"幼科补肾专药"，钱乙将此方用于治疗小儿禀赋不足之肾怯失音、囟门不合、神气不足、目白睛多等症。后世医家在此基础上加减化裁，衍生出许多著名方剂，广泛用于临床各科，疗效卓越。此方主治肝肾阴虚，主要用于滋补肝肾。《素问·六节藏象论》曰："肾者，主蛰，封藏之本，精之处也。"肾为先天之本，主藏精，肾精化肾气，肾气含阴阳，肾为五脏阴阳之本，肾阴与肾阳协调共济，则能协调一身脏腑之阴阳。本案患者肾阴不足，不能制阳，则相火偏亢，故见盗汗、手足心热、心烦、口燥咽干、舌红少苔、脉细数等一派阴虚火旺之象；肾为腰之府，肾开窍于耳，肾阴不足，故见腰膝酸软、头晕、耳鸣；乙癸同源，肝开窍于目，足厥阴肝经布胁肋，故见胁肋隐痛，视物模糊；阴虚生内热，耗伤气阴，故见乏力等症。结合患者症状及舌脉，辨为肝肾阴虚、虚火上炎之证，选方六味地黄丸。虞抟在《医学正传》中曰："治肾经虚损，久新憔悴，盗汗发热，五脏齐损，瘦弱虚烦，骨蒸痿弱，下血咯血。"明代医家赵献可对六味地黄丸十分推崇，认为可用于治疗一切肾虚不能制火的病证。然其气阴两虚之症较显，故合用玉液汤以益气滋阴。

（三）传承心得体会

六味地黄丸是"三补三泻"的代表方剂，以补为主，以泻助补。《医方论》云："此方非但治肝肾不足，实三阴并治之剂。有熟地之腻补肾水，即有泽泻之宣泄肾浊以济之。有萸肉之温涩肝经，即有丹皮之清泻肝火以佐之。有山药之收摄脾经，即有茯苓之淡渗脾湿和之。药止六味，而大开大合，三阴并治，洵补方之正鹄也。"方中重用熟地黄滋补肝肾为君药，配以泽泻利湿去浊，防熟地黄之滋腻；臣以味酸之山萸肉，补养肝肾，"敛火归于下焦"，配以牡丹皮，凉骨蒸之热，清泻相火，制山萸肉之温涩；山药补脾固肾，茯苓健脾渗湿，二者相配补脾而助运。全方六药合用，补泻兼施，凡补阴精之法，必当泄其浊，方可存其清，泄浊有利于生精，降火有利于养阴，诸药合用滋补肾之阴精而降相火，即王冰所谓"壮水之主，以制阳光"。

玉液汤出自张锡纯的《医学衷中参西录》，方中以黄芪、山药补脾固肾，益气养阴为君，臣以天花粉、知母滋阴清热，佐以葛根升津止渴，"使其阳升而阴应，自有云行雨施之妙也"，鸡内金健脾和胃，五味子收涩固肾生津，上药共奏益气滋阴、固肾止渴之功，《医学衷中参西录》云："黄芪能大补肺气，以益肾水之上源，使气旺自能水，而知母又大能滋肺中津液，俾阴阳不至偏胜，即肺脏调和而生水之功益著也。"

两方合用滋补肝肾，养阴生津，标本同治。刘铁军教授常教导我们治病求本，本于阴阳，以平为期，在治疗阴虚之证时需要阳中求阴，在治疗阴偏虚而生的内热证时，需要阴阳互济，补阴之时适当佐以补阳之药，以阳中求阴，如《景岳全书》曰："善补阳者，必于阴中求阳，则阳得阴助而生化无穷；善补阴者，必于阳中求阴，则阴得阳升而泉源不竭。"阴阳互生互济之时，还能互相牵制药物的偏性。

二、师徒答疑

学生：代谢相关脂肪性肝病（MAFLD）是 2020 年初才提出的病名，请老师给我们讲讲该病的诊断标准。

老师：代谢相关脂肪性肝病曾用名为非酒精性脂肪性肝病（NAFLD），

NAFLD 这一病名一直沿用了 40 余年，随着发病趋势的不断上升及大家对疾病认识的不断深入，2020 年初，国际上提出了"代谢相关脂肪性肝病"这一新的命名，更新命名之后使其地位发生了重大变化，由原来"排除性"转变为现在"包含性"，是脂肪性肝病诊疗领域非常重要的突破。代谢相关脂肪性肝病（MAFLD）的诊断标准是基于肝脏脂肪积聚（肝细胞脂肪变性）的组织学（肝活检）、影像学及血液生物标志物证据，同时合并以下 3 个条件之一，即超重或肥胖、2 型糖尿病、代谢功能障碍。规定存在至少 2 项代谢异常风险因素者为代谢功能障碍。代谢异常风险因素聚集的诊断标准：存在下面 2 种及以上代谢异常风险因素定义为心血管代谢异常风险和 MAFLD 风险增加。①腰围：亚洲人男性和女性分别 ≥90cm 和 80cm。②血压：≥130/85mmHg 或接受降血压药物治疗。③血液甘油三酯：≥1.7mmol/L 或接受降血脂药物治疗，血浆高密度脂蛋白胆固醇男性和女性分别 <1.0mmol/L 和 1.3mmol/L 或接受调脂药物治疗。④糖尿病前期：空腹血糖 5.6~6.9mmol/L 或餐后 2 小时血糖 7.8~11.0mmol/L 或糖化血红蛋白为 5.7%~6.4%，稳态模型评估胰岛素抵抗指数 ≥2.5。⑤血液超敏 C 反应蛋白 >2mg/L。

学生：我观察到老师在治疗代谢相关脂肪性肝病的过程中，常与院内制剂"疏肝降脂颗粒"合用，是什么原因呢？

老师：这是在我的导师国医大师任继学教授指导下研制并临床运用 20 余年的院内制剂，曾获得吉林省科学技术进步奖二、三等奖各 1 项，中华中医药学会科学技术奖三等奖 1 项，吉林省中医药学会科学技术奖一等奖等多项奖励，获国家发明专利 1 项，国家药品监督管理局临床批件 1 项，并实现该项目的科技成果转让。该制剂功善化浊降脂，化瘀散结，用于治疗痰瘀阻滞型的脂肪性肝病、高脂血症、肥胖症等，疗效确切。多年来已成为我院的品牌制剂，深受省内外同行及患者的好评。

第二节　清热利湿肝火平

一、病例简述

（一）诊断现场

患者，男，45 岁，2020 年 8 月 19 日初诊。

患者 10 年前因情志不畅出现两胁肋连及后背疼痛，遂至当地医院就诊，查消化系统彩超示脂肪肝，于当地门诊口服中药治疗（具体药物及用量不详），症状稍有好转，其间上述症状反复发作，未予重视。2 天前上述症状加重伴口苦甚，为求中医药系统治疗来诊。

刻下症：两胁肋连及后背疼痛，生气时加重，性急易怒，口苦，口干，口黏，胸闷纳呆，恶心干呕，头昏沉，怕热，纳少，眠差，小便黄，阴囊潮湿，大便黏腻不爽，日 1~2 行，排不尽感。舌红，苔黄腻，脉弦滑。

既往史：脂肪肝病史 10 余年，高脂血症病史 4 年，糖尿病病史 8 年，慢性非萎缩性胃炎 6 年。

西医诊断：代谢相关脂肪性肝病。

中医诊断：胁痛（肝胆湿热，实火上炎）。

治法：疏肝行气，清热利湿。

处方：柴胡疏肝散合龙胆泻肝汤加减。栀子 15g，黄芩 10g，木通 5g，泽泻 20g，车前子 15g，柴胡 15g，甘草 10g，当归 20g，生地黄 15g，龙胆草 15g，白芍 20g，川芎 20g，醋香附 20g，陈皮 20g，炒枳实 15g，甘松 15g。5 剂，水煎取汁 450mL、150mL，早晚温服。

二诊（2020 年 8 月 24 日）：服药后患者两胁肋连及后背疼痛症状改善，口苦、性急易怒较前改善，效不更方，继服上方 7 剂。嘱患者畅情志，节饮食。

三诊（2020年8月31日）：服药后患者两胁肋连及后背疼痛症状好转，口苦明显减轻，性急易怒较前改善，头昏沉好转。随后以龙胆泻肝汤为主方辨证施治月余，并建议适量运动，控制饮食，调畅情志，诸症皆愈。

病名	主症	辨证	治法	选药	选方
胁痛	胁痛	肝郁气滞	疏肝行气	柴胡	柴胡疏肝散
	口苦，大便黏腻	实火上扰 湿热下注	清热利湿	龙胆草	龙胆泻肝汤

（二）病案分析

结合患者症状及舌脉，可辨证为胁痛，肝胆湿热、实火上炎证。治以疏肝行气，清热利湿。据统计，龙胆泻肝汤的同名方有8首，各方的组成各异，主治之证也略有不同，但其共同点在于各方都含有龙胆草，病机皆为肝胆湿热实火，治以清热利湿泻火为主。现在中医教材中普遍记载龙胆泻肝汤出自汪昂的《医方集解》，书中指出"治肝胆经实火湿热，胁痛耳聋，胆溢口苦，筋痿阴汗，阴肿阴痛，白浊溲血"。明确了龙胆泻肝汤应用的病机在于肝胆经实火湿热。结合此患者的病情，肝主疏泄，调畅情志，气郁易化火；肝木克脾土，湿热由饮食产生，脾主运化水湿，饮食不节，脾运化失司，水液代谢异常，水聚成湿，加之肝火旺盛，湿郁化热，湿热熏蒸肝胆，治疗当清热利湿。患者平素性急易怒，加用柴胡疏肝散疏肝理气，气机得宣，亦有助于除湿清热。

龙胆泻肝汤中龙胆草苦寒，入肝胆经，清泻肝胆实火为君药；黄芩、栀子增强君药泻火之力，木通、泽泻、车前子使湿热之邪从下而走，为臣药；肝主升，体阴而用阳，方中当归、生地黄养血柔肝，泻火而不损伤肝体，柴胡升举阳气，泻肝之余不损伤肝气，为佐药；甘草调和诸药为使药。柴胡疏肝散之柴胡疏肝解郁为君药，香附增强君药疏肝解郁之功，川芎活血行气止痛为臣药；陈皮、枳壳健脾行气，白芍养血柔肝，为佐药；甘草调和诸药。以上两方合用疏肝理气，气顺湿化，湿去热亦消，清热利湿而肝火自平。

（三）传承心得体会

根据肝胆的生理病理特点及临床实践经验可发现，肝胆系疾病发展有一定规律，如肝喜条达而恶抑郁，情志不畅，肝气郁结，则形成肝郁气滞证，代表方剂为柴胡疏肝散；进一步发展为肝郁化火，代表方剂为金铃子散；肝木克脾土，进一步发展为肝郁脾虚证，代表方剂为逍遥散、痛泻要方等；脾虚生湿，肝火使湿邪化热，则发展为肝胆湿热证，代表方剂为龙胆泻肝汤；疾病日久不愈或跌扑损伤，瘀血阻络，代表方剂为复元活血汤或血府逐瘀汤；劳欲过度或久病耗伤，精血亏虚，肝阴不足，血不养肝，肝络失养，则形成肝肾阴虚之证，代表方剂为一贯煎。在治疗肝病的过程中当谨守病机，各司其属，辨证选方。

对于代谢相关脂肪性肝病而言，临床上以湿热痰浊证多见。本病病位主要在肝脾，而饮食不节、情志内伤、素体肥胖是其主要发病因素。刘铁军教授指出湿、热、痰、瘀是本病发生发展的病机关键，贯穿于发病的全过程。朱丹溪在《格致余论》中言："七情内伤，六淫外侵，饮食不节……隧道壅塞，郁而为热，热留为湿，湿热相生，遂成胀满。"即湿热相生，清浊相混，隧道壅塞发为此病。《金匮要略心典》曰："肝脏气血郁滞，着而不行，故名肝着。""食积太阴，敦阜之气抑遏肝气，故病在胁下。"《灵枢·百病始生》说："卒然外中于寒，若内伤于忧怒……凝血蕴裹而不散，津液涩渗，著而不去，而积皆成矣。"可见湿、热、痰、瘀是本病的关键。刘铁军教授经过多年的临床观察，发现临床上代谢相关脂肪性肝病以湿热痰浊证为常见证型，过食肥甘厚味，损伤脾胃，脾虚生痰，痰湿内阻，郁而化热，湿热相交，阻滞气机，气血运行不畅，脉络瘀阻，致湿、热、痰、瘀互结于腹中或形成积块而发为此病。

二、师徒答疑

学生：老师临床为什么喜欢经典方剂合用？

老师：中华民族绵延五千年，留下了浩如烟海的中医理论，中医理论至深至要，精深如渊，其中经典方剂是我们的宝贵财富，特别是以《伤寒论》为代表的经典方剂，需要我们仔细研究。在临床诊治过程中，我在处方用药上主张经典方剂合用，是对经典方的延伸。在临证中，疾病大多错综复杂，在遣方用药时，需要根据患者的症状及舌脉，抓住疾病的主要病机，辨证选方，采用经典合方，以应对疾病的各种变化，达到增效的目的，即甲方与乙方相合后，既有利于甲方功能的发挥，又有益于乙方作用的产生，两方合用相得益彰，珠联璧合。如上述患者出现胁肋胀痛、口苦、大便黏腻、舌红、苔黄腻、脉弦滑之象，此为湿热与气机壅滞相互搏结，正如《温病条辨》中指出："徒清热则湿不退，徒祛湿则热愈炽。"欲清其热，当化其湿；欲化其湿，当宣通气滞。治疗上须疏肝理气，湿热并调，予柴胡疏肝散合龙胆泻肝汤加减，柴胡疏肝散疏肝理气之效强，龙胆泻肝汤清热祛湿之功卓，两方合用其气行、其湿化、其热清，可见运用合方的效果往往比单方要快且疗效持久。其实早在《伤寒论》中就有经典合方的运用，比如柴胡桂枝汤、麻黄桂枝各半汤等，在临床中都取得了较好的疗效。

另外，对于我们院校的学生而言，采用经典方看病，学起来相对容易一点，对于大多数学生而言，在大学本科五年时间里积累了大量的中医理论知识，很多学生不知道怎么去用，还没有具备把书本知识和实践相结合的能力，用经典方剂看病，能让学生学以致用，温故知新，既能煅炼能力，又能增强对中医的文化自信、理论自信、疗效自信和养生自信，激发同学们的学习兴趣，学好中医就要承前启后，继往开来。要读经典，诵名方，求古训，勤临床。传承精华，守正创新。在临证中，我们常看到一个个鲜活的病例展示着中医药的神奇疗效和独特优势，我们是自豪的，择一业而终一生，将至深至要的中医经典和临床实践结合起来，需要我们不断临证探索，为发展中医药事业贡献自己的力量。

第三节 和解攻里调枢阖

一、病例简述

（一）诊断现场

患者，男，45 岁，2019 年 10 月 19 日初诊。

患者 10 年前因饮酒后出现右胁肋疼痛，遂至当地医院就诊，查消化系统彩超示脂肪肝、慢性胆囊炎。口服中成药（具体不详）后症状缓解，此后上述症状常因饮食不节诱发，未予重视。5 天前上述症状加重伴大便秘结，为求中医药系统治疗来诊。

刻下症：右胁肋疼痛，脘腹胀满，恶心干呕，反酸，烧心，口苦，口干，心烦，纳少，厌食油腻，眠差，小便黄，大便秘结，4 日一行。舌红，苔黄腻，脉弦滑。

既往史：脂肪肝、慢性胆囊炎病史 10 年，高血压病史 4 年。

西医诊断：代谢相关脂肪性肝病，慢性胆囊炎。

中医诊断：胁痛（少阳阳明合病）。

治法：和解少阳，内泄热结。

处方：大柴胡汤合左金丸加减。柴胡 20g，白芍 20g，黄芩 15g，姜半夏 10g，炒枳实 15g，大黄 5g，生姜 10g，大枣 15g，黄连 18g，吴茱萸 3g，石膏 30g，煅瓦楞子 30g。7 剂，水煎取汁 450mL、150mL，早晚温服。

二诊（2019 年 10 月 26 日）：服药后患者反酸、烧心减轻，大便较前改善。上方大黄减至 3g，继服 7 剂。

三诊（2019 年 11 月 5 日）：服药后患者反酸、烧心症状好转，大便成形，日 2 次。继续服用大柴胡汤 7 剂，诸症皆退。

病名	主症	辨证	治法	选药	选方
胁痛	胁痛，口苦	少阳病	和解少阳	柴胡	大柴胡汤
	大便秘结	阳明病	内泄热结	大黄	
	反酸，烧心	肝火犯胃	清肝泄热	黄连	左金丸

（二）病案分析

大柴胡汤出自《伤寒论》，该书记载大柴胡汤的条文共 15 条，原文第 103 条曰："太阳病，过经十余日，反二三下之，后四五日，柴胡证仍在者，先与小柴胡汤。呕不止，心下急，郁郁微烦者，为未解也，与大柴胡汤，下之则愈。"《金匮要略·腹满寒疝宿食病脉证治》曰："按之心下满痛者，此为实也，当下之，宜大柴胡汤。"此乃仲景治疗少阳郁热兼阳明里实证之主方，后世医家在此方的基础上加减化裁，临床疗效卓越。《丹溪心法》言："酒面无节，酷嗜炙煿……炎火上升，脏腑生热。"此患者平素饮食不节，恣食肥甘厚味，湿热内生，且脂肪肝病史及慢性胆囊炎病史日久，少阳胆腑受邪，故见胁痛、口干、口苦；见肝之病，知肝传脾，肝失疏泄，木气横逆，犯胃乘脾，故出现脘腹胀满、恶心干呕、反酸、烧心、厌食油腻之症；邪入阳明，化热成实，气机阻滞，腑气不通，可致大便秘结。从"症－证－法－药－方"的选方角度考虑，本患胁痛、口干、口苦、大便秘结当选以柴胡、大黄为主药的类方，《伤寒明理论》曰："虚者补之，实者泻之，此言所共知，至如峻缓轻重之剂，则又临时消息焉，大满大实，坚有燥屎，非峻剂则不能泄，大小承气汤峻，所以泄坚满者也。如不至大坚满邪热甚，而须攻下者，又非承气汤之可投，必也轻缓之剂攻之，大柴胡汤缓，用以逐邪热也。"选方大柴胡汤以缓下逐热，又因患者反酸烧心症状较明显，故用黄连类方之左金丸以清肝和胃、泻火止酸。

（三）传承心得体会

吴谦认为大柴胡汤为"下中之和剂也"，他在《医宗金鉴》中指出："柴胡证在，又复有里，故立少阳两解法也。以小柴胡汤加枳实、芍药者，仍解其外以和其内也。去参、草者，以里不虚。少加大黄，以泻结热。倍生姜者，因呕不止也。斯方也，柴胡得生姜之倍，解半表之功捷。枳、芍得大黄之少，攻半里之效徐，虽云下之，亦下中之和剂也。"此方是在小柴胡汤的基础上去人参、甘草，加芍药、枳实、大黄而成，有小柴胡汤合小承气汤加减之意。方中重用柴胡和解少阳为君药，王冰曰："大热之气，寒以取之，推除邪热，必以寒为助。"臣以黄芩清泄少阳之热邪，二者合用和解清热；大黄荡涤肠胃，推陈致新，配以枳实行气破结，内泄阳明热结，亦为臣药；芍药味酸专入肝，柔肝以缓急止痛，与大黄相配可治腹中实痛，与枳实相伍可除心下满痛；佐以苦温之半夏降逆和胃，配以生姜，可增强止呕之功。大枣与生姜相配，调和脾胃，为佐使之药。刘铁军教授在治疗时结合患者症状及舌脉，选用大黄和柴胡类方大柴胡汤以和解攻里，缓下逐热。

虑其肝火犯胃之反酸、烧心重，故合用左金丸。《素问·至真要大论》曰："诸逆冲上，皆属于火。""诸呕吐酸，暴注下迫，皆属于热。"此患者反酸烧心之症重，在和解少阳、内泄热结的同时，加用左金丸，以清肝和胃，泻火止酸。《本草新编》载："黄连味苦，可升可降，入心与胞络，最泻火，亦能入肝……止吐利吞酸。"方中重用黄连为君药，一则清肝火，二则清胃热，三则泻心火，此乃"实则泻其子"；佐以吴茱萸，一则解肝郁，二则降胃逆，三则泻火而不凉遏，苦寒而不伤胃。正如《本草思辨录》中载："二味合用，使肝热下泄而脾土得安，此固为土中泻木矣。即就黄连思之，黄为燥金，苦能达下，亦具有制木之义。第以吴茱萸佐之，更开其去路耳。"两方合用，标本兼顾。

二、师徒答疑

学生：大柴胡汤作为和解剂的典型代表之一，老师在临床上用之疗效显著，借此能给我们简单讲讲"和法"吗？

老师：清代程钟龄在《医学心悟》中云："论病之源，以内伤、外感四字括之。论病之情，则以寒、热、虚、实、表、里、阴、阳八字统之。而论治病之方，则又以汗、吐、下、和、温、清、消、补八法尽之。""和法"作为八法之一，是通过和解或调和等法，使半表半里之邪，或脏腑、阴阳、表里失和之证得以解除的一类治法。诸如我们常用的大柴胡汤和解攻下，葛根芩连汤解表清里，五积散解表温里等都是和解的方剂。《伤寒明理论》云："伤寒邪在表者，必渍形以为汗；邪气在里者，必荡涤以为利；其于不内不外，半表半里，既非发汗之所宜，又非吐下之对，是当和解则可矣。"此乃狭义之和法，专治邪在半表半里之证，治以和解少阳，代表方剂为小柴胡汤。后世医家在此基础上不断拓展，创制了众多方剂和治则。戴天章在《广瘟疫论》中指出"寒热并用谓之和，补泻合剂谓之和，表里双解谓之和，平其亢厉谓之和"。此乃广义之和法，是一种既能去除病邪，又能调整脏腑功能的治法，无明显补泻之偏。正如张景岳曰："和方之制，和其不和者也。"故理论上"和法"有广义和狭义之分，现常用的和法有和解少阳、表里双解、调和肝脾、调和肠胃、疏肝和胃、分消上下等具体治法。

第四节　理气活血痛自消

一、病例简述

（一）诊断现场

患者，女，57 岁，2019 年 10 月 12 日初诊。

患者 20 年前无明显诱因出现右胁肋疼痛，于吉林省某三甲医院查消化系统彩超示脂肪肝，自行服用中成药（具体不详）后症状缓解，此后上述症状反复发作，未予重视及系统治疗。2 天前上述症状加重，伴见乏力，腹胀满，为求中医药系统治疗来诊。

刻下症：右胁肋疼痛，夜间加重，乏力，腹胀满，腹中隐痛，头晕，心烦，性急易怒，视物模糊，口干不欲饮，唇暗，面色暗黑，皮肤干，偶周身瘙痒，纳差，不思饮食，眠差，小便可，大便干，4 日一行。舌紫暗，苔薄黄，脉弦涩。

既往史：脂肪肝病史 20 余年，高血压病史 15 年，高脂血症病史 8 年。

西医诊断：代谢相关脂肪性肝病。

中医诊断：胁痛（瘀血内结证）。

治法：活血化瘀，理气止痛。

处方：膈下逐瘀汤合小承气汤加减。桃仁 10g，红花 15g，当归 20g，川芎 15g，五灵脂 5g，牡丹皮 20g，赤芍 20g，乌药 10g，醋延胡索 15g，甘草 10g，醋香附 10g，炒枳壳 10g，大黄 5g，枳实 15g，厚朴 15g。7 剂，水煎取汁 450mL、150mL，早晚温服，嘱患者在治疗期间注意饮食调节。

二诊（2019 年 10 月 23 日）：服药后患者胁痛、腹痛症状减轻，大便 2 日一行，故将上方大黄减至 3g，继续服用 7 剂。

三诊（2019 年 11 月 3 日）：服药后患者胁痛、腹痛症状明显好转，口唇渐红润。上方减小承气汤，10 剂，继续治疗。后症状体征大致消失，只服疏肝降脂颗粒 1 个月，以固其效。

病名	主症	辨证	治法	选药	选方
胁痛	胁痛，腹中隐痛，舌暗，脉弦涩	瘀血内结	活血化瘀理气止痛	桃仁	膈下逐瘀汤
	腹胀，大便干	热结肠腑	通腑泄热	大黄	小承气汤

（二）病案分析

清代医家王清任根据自己临证 40 余年的从医心得和经验，撰写了《医林改错》，书中共记载 80 余种药物，其中活血化瘀药约占 1/4，载有方剂 33 首。书中以气血为纲，在总结前人理论及经验的基础上，认为"治病之要诀，在明白气血，无论外感、内伤，要知初病伤人和物，不能伤脏腑，不能伤筋骨，不能伤皮肉，所伤者无非气血"。尤为提倡气虚血瘀之说，并创制了诸如逐瘀汤类方、补阳还五汤、癫狂梦醒汤、解毒活血汤等著名方剂，其所创诸方多是在桃红四物汤的基础上化裁而成的。本病例中所涉及的膈下逐瘀汤就出于此处，原文指出该方"治肚腹血瘀之症"。此患者脂肪肝病史20余年，肝积日久，瘀血凝结于膈下，瘀血相搏，皆能为痛，故见右胁肋疼痛、夜间加重、腹胀满、腹中隐痛等症；血脉凝结，血能载气，疾病日久消耗正气，故见乏力；瘀血内停，新血不生，血少不荣，皮肤失养，则面色暗黑，皮肤干，周身瘙痒；"目受血而能视"，肝血不足，则视物模糊；"血实宜决之"，气行则血行，治疗上当活血化瘀，理气止痛。从"症-证-法-药-方"的选方角度考虑，此为瘀血内结之象，药用桃仁，《本草经解》言："桃仁甘以和血，苦以散结，则瘀者化，闭者通，而积者消矣。"选方膈下逐瘀汤，疏肝化瘀，即"疏其气血，令其条达，而致和平"。此外患者瘀血内结，大肠传导失司，大便干，4日一行，符合大黄证，加用小承气汤以通腑泄热。两方合用，治病求本，瘀血得消，肠腑得通，故诸症自除。

（三）传承心得体会

膈下逐瘀汤在川芎、当归、桃仁、红花、赤芍等活血化瘀药物的基础上，配以疏肝行气止痛之乌药、香附、延胡索、枳壳而成。《＜医林改错＞注释及临床应用》在解释膈下逐瘀汤时提到"方中当归、川芎、赤芍养血活血，与逐瘀药同用，可使瘀血去而不伤阴血；丹皮清热凉血，活血化瘀；桃仁、红花、灵脂破血逐瘀，以消积块；配香附、乌药、枳壳、元胡行气止痛；尤其川芎不仅养血活血，更能行血中之气，增强逐瘀之力；甘草调和诸药。全方以逐瘀活血和行气药物居多，使气帅血行，更好发挥其活血逐瘀，破癥消结之力"。气为血之帅，血为气之母，《素问·调经论》云："人之所有者，血与气耳。""五脏之道，皆出于经隧，以行气血，气血不和，百病乃变化而生。"《素问·至真要大论》曰："气血正平，天长有命。"在临证中刘铁军教授也尤为重视气血理论，比如对于气滞血瘀之证，常用柴胡疏肝散合血府逐瘀汤；对于气虚血瘀之证，在活血之时常配伍黄芪类方，如补中益气汤等。

二、师徒答疑

学生：王清任创制了五首逐瘀汤，五方之间有何区别吗？

老师：五逐瘀汤皆是在桃红四物汤的基础上加减化裁而来，五方以桃仁、红花、当归、赤芍、川芎为底方。不同之处在于血府逐瘀汤主治胸中瘀阻之证，是由桃红四物汤合四逆散，加入引血下行之牛膝及行气开胸之桔梗，宽胸行气，引血下行之力强，功擅理气活血；膈下逐瘀汤主治膈下瘀血证，配以疏肝行气止痛之延胡索、枳壳、乌药、香附，行气止痛之力佳，功擅活血止痛；通窍活血汤主治瘀阻头面之证，配以通阳开窍之麝香、生姜、老葱等，辛香温通之力强，功擅通窍活血；少腹逐瘀汤主治少腹瘀血证，配以温通之干姜、肉桂、小茴香，温经散寒止痛之力彰，功擅温经化瘀；身痛逐瘀汤主治瘀滞肢体关节之证，配以地龙、秦艽、羌活，活血通络，宣痹止痛之力长，功擅通痹化瘀。五方都体现了王氏尤为注重辨别瘀血的部位、注重引药及气机通畅，是其气血理论的体现。

学生：老师在运用草木活血化瘀之品时，为什么加用一些具有活血祛风作用的虫类药？

老师：《兰台轨范》道："血干则结而不散，非草木之品所能下，必用食血之虫以化之。"除五逐瘀汤外，我在临证中也常应用虫类药活血化瘀，比如仲景所创的大黄䗪虫丸、抵当汤、下瘀血汤等，临床用之常有良效。比如大黄䗪虫丸是治疗虚劳干血的代表方剂，它包括了抵当汤和下瘀血汤。下瘀血汤出自《金匮要略·妇人产后病脉证治》，曰："产妇腹痛，法当以枳实芍药散，假令不愈者，此为腹中有干血着脐下，宜下瘀血汤主之，亦主经水不利。"方中大黄下瘀血，桃仁活血化瘀，䗪虫破血逐瘀，适用于瘀血内结之腹痛证，至于瘀血症状，不必局限于小腹有痛块、肌肤甲错、唇暗、舌暗或有瘀斑瘀点、脉沉涩等符合瘀血之证，皆可应用。抵当汤出自《伤寒论》，曰："太阳病六七日，表证仍在，脉微而沉，反不结胸，其人发狂者，以热在下焦，少腹当硬满，小便自利者，下血乃愈。所以然者，以太阳随经，瘀热在里故也，抵当汤主之。"仲景用抵当汤治疗太阳蓄血证水热互结、瘀重热敛之证。在下瘀血汤的基础上加水蛭就构成了抵当汤，《本草崇原》载："水蛭主逐恶血瘀血，月闭，破血积聚。"水蛭是水生动物中最善于吸血而破血逐瘀者，其破血之力较强。大黄䗪虫丸出自《金匮要略·血痹虚劳病脉证并治》，言："五劳虚极羸瘦，腹满不能饮食，食伤，忧伤，饮伤，房室伤，饥伤，劳伤，经络营卫气伤，内有干血，肌肤甲错，两目暗黑。缓中补虚，大黄䗪虫丸主之。"本条论述五劳虚极，干血内停的证治，治以缓中补虚。在抵当汤的基础上加蛴螬、干漆、杏仁、芍药、甘草、生地黄就组成了大黄䗪虫丸，乃祛瘀生新的代表方剂。其主治之证为五劳虚极，关于"五劳"，在《素问·宣明五气论》中有详细的论述，曰："久视伤血，久卧伤气，久坐伤肉，久立伤骨，久行伤筋，是谓五劳所伤"。虚极羸瘦，此乃五劳七伤，气血亏虚，机体严重失养的表现。符合上述症状可选用大黄䗪虫丸。以上三方，皆可活血化瘀，但活血力量不同，大黄䗪虫丸不局限于治疗虚劳干血，抵当汤不局限于治疗太阳蓄血证，下瘀血汤也不局限于妇人腹痛。在临床上只要符合病机，皆可应用，但须遵循"观其脉证，知犯何逆，随证治之"的原则进行施治。

第五节　滋水涵木养肝阴

一、病例简述

（一）诊断现场

患者，男，69 岁，2020 年 11 月 5 日初诊。

患者 20 年前无明显诱因出现胁痛，休息后稍有缓解，其间上述症状反复发作，未予重视及系统治疗。3 天前胁痛症状加重，伴见反酸，为求中医药系统治疗来诊。

刻下症：胁痛，胃脘胀痛，反酸，咽干口燥，夜热早凉，热退无汗，夜间手足心热，心胸烦闷，纳少，眠可，小便黄，大便干，排便费力，2日一行，量少。舌红少津，脉细数。

既往史：脂肪肝病史20余年，高脂血症、高血压病史5年。

西医诊断：代谢相关脂肪性肝病。

中医诊断：胁痛（肝肾阴虚证）。

治法：滋阴疏肝，养阴退热。

处方：一贯煎合青蒿鳖甲汤加减。枸杞子20g，麦冬20g，炒川楝子8g，生地黄20g，当归20g，北沙参20g，醋延胡索15g，知母15g，地骨皮20g，牡丹皮30g，青蒿20g，醋鳖甲10g，大黄3g，枳实15g，厚朴15g，煅瓦楞子30g。7剂，水煎取汁450mL、150mL，早晚温服。

二诊（2020年11月16日）：服药后患者胁痛减轻，夜热早凉，热退无汗明显好转，故减青蒿鳖甲汤，继服10剂。

三诊（2020年11月27日）：服药后患者胁肋疼痛明显缓解，其余诸症不显，后续以疏肝降脂颗粒治疗1个月，以固其效。

病名	主症	辨证	治法	选药	选方
胁痛	胁痛，咽干口燥	肝肾阴虚	滋阴疏肝	生地黄	一贯煎
	夜热早凉，热退无汗	阴虚内热	养阴透热	青蒿	青蒿鳖甲汤

（二）病案分析

一贯煎出自清代魏玉璜的《续名医类案》，书中指出："一贯煎，用北沙参、麦冬、地黄、当归、枸杞、川楝子六味，出入加减投之，应如桴鼓，口苦燥者，加酒黄连尤捷。可统治胁痛、吞酸、吐酸、疝瘕，一切肝病。"该方是临床上滋阴疏肝的首选方剂。此患者脂肪肝日久，肝气不能条达舒畅，郁久化热化火，伤及肝阴，肝木失养而作痛，且足厥阴肝经夹胃，属肝，络胆，上贯膈，布胁肋，循喉咙，故见胁痛、胃脘胀痛、反酸、咽干口燥等症。阴虚生内热，热邪伏于阴分，故见夜热早凉，热退无汗。本患胁痛，反酸，咽干口燥，选用一贯煎滋阴疏肝，又因患者夜热早凉，热退无汗症状较明显，故选用青蒿鳖甲汤以养阴透热。

（三）传承心得体会

一贯煎主治病证病位在肝，方中重用性寒味甘之生地黄滋养肝阴，为君药；《备急千金要方》曰："子王则气感于母。"臣以枸杞子滋养肝肾，滋水涵木；当归辛香善于走散，乃血中之气药，入肝经，补血养肝，补中有行；《本草新编》言："沙参能滋肺气，乃上焦宁谧，而中、下二焦安有乱动之理。沙参又能通肝气，肝气通，乃中、下二焦之气又通。下气既通，岂有逆之犯之变哉。此上焦又安其位，无浮动之病也。"肺主治节，通调水道，诸脏皆赖其灌溉，且养金即能制木，胃为阳土，本受木克，但土旺则不受其所侮，故以沙参、麦冬清肺益胃；少佐苦泄之川楝子，疏肝泄热，理气止痛，伍入大队养阴药中，有苦甘合化、泄热润燥之功。本方充分体现了滋阴涵木、培土制水、佐金平木之法，我们在治疗疾病时也需要运用中医学整体观念去考虑疾病的发生、发展和变化。

吴鞠通在《温病条辨》中认为"夜热早凉"为青蒿鳖甲汤的主治之症。关于夜热早凉的机理，大部分医家认为是邪气深伏于阴分，李东垣在《医学发明》中提出："昼则安然，夜则发热烦躁，是阳气下陷于阴中也。"张景岳在《景岳全书》中论述："昼则静而夜则热者，此阳邪陷入阴中，阴不足也。"人体卫阳之气，日行于表，夜行于里，卫气夜入阴分，鼓动阳邪，则两阳相加，故入夜身热；白昼卫阳出于阴，因"阳邪陷入阴中"，表无阳热之邪，故昼静身凉。又因邪热久伏，耗伤阴液，无作汗之源，故热退无汗。方中鳖甲补至阴之水，滋阴退热，青蒿清热透邪外出，两药相配，内清外透，使阴分伏热有外达之机，为君药；臣以生地黄、知母滋阴清热；佐以牡丹皮泻血中之伏火，清阴分之伏热。两方合用滋阴疏肝，养阴透热。

二、师徒答疑

学生：老师在临床上应用一贯煎的时候为什么常加一味延胡索呢？

老师：延胡索性辛，苦，温，归肝、胃、心、肺、脾经，功擅活血散瘀，理气止痛，《本草新编》言其"破气，破血之药也。无气之滞，无血之瘀"，用之活血行气止痛，在一贯煎中加用延胡索，乃方中有方，有合用金铃子散之意，《本经逢原》指出："以金铃子能降火逆，元胡索能散结血，功甚失笑散，而无腥秽伤中之患。"合用增强行气止痛之功。肝喜条达而恶抑郁，肝气不舒，疏泄失常，久郁化火，疏泄不通，时久血行不畅，瘀滞血脉，不通则痛；肝肾阴虚，阴耗津损，阴虚则生内热，助肝郁之火上炎，肾水不滋，火势愈旺。一贯煎治疗该类病患时，虽方证相符，却难免效力不足，且对于肝肾阴虚证患者，常以胁肋隐痛、口干苦甚为主诉，故对于该类久郁患者，我常加延胡索一味，一是疏肝气、泻肝火、行气血、止诸痛，二是泻心火，母病常及子，实则泻其子，适当清泻心火可增强药效。

第六节 疏肝利胆定惊悸

一、病例简述

（一）诊断现场

患者，女，49岁，2019年10月12日初诊。

患者自述平素胆小怕事，性格内向，1年前因工作压力大出现右胁不适症状，多处求医症状未见好转。5天前因公司裁员，出现胁痛，彻夜不寐，恶心，干呕，终日提心吊胆，辗转难眠，善惊易恐。经朋友介绍，为求中医药系统治疗来诊。

刻下症：右胁疼痛，不寐，眠差易醒，胆怯易惊，善惊易恐，遇事易紧张，恶心干呕，口干口苦，口中黏腻不爽，乏力头晕，胸闷气短，心烦，纳少，小便可，大便黏腻不爽，2～3日一行。舌红，苔黄腻，脉滑数。

既往史：脂肪肝病史6年，高血压病史8年。

西医诊断：代谢相关脂肪性肝病，神经性失眠。

中医诊断：胁痛、不寐（胆郁痰扰证）。

治法：疏肝利胆，理气化痰。

处方：温胆汤合泻心汤加减。姜半夏10g，竹茹20g，枳实15g，陈皮20g，茯苓20g，生姜10g，大枣20g，炙甘草10g，黄连10g，黄芩15g，大黄3g。7剂，水煎取汁450mL、150mL，早晚温服。

二诊（2019年10月23日）：服药后患者胁痛好转，不寐减轻，口干苦、大便黏腻不爽症状明显改善。上方减泻心汤，继续服用7剂，并予心理疏导。

三诊（2019年11月3日）：服药后患者大便通畅，诸症皆除。以温胆汤巩固疗效，同时嘱调畅情志。

病名	主症	辨证	治法	选药	选方
胁痛 不寐	胁痛，不寐，恶心干呕，胆怯易惊	胆郁痰扰	疏肝利胆 理气化痰	半夏	温胆汤
	大便黏腻不爽	湿热蕴结	清热利湿 通因通用	大黄	泻心汤

（二）病案分析

《素问·灵兰秘典论》云："胆者，中正之官，决断出焉。"《素问·六节藏象论》言："凡十一脏，取决于胆也。"胆主决断，胆气的强弱影响胆的决断能力，胆气强者勇敢果断，胆气弱者则数谋虑而不决，此患者平素胆小怕事，性格内向，胆气偏虚，故见胆怯易惊，善惊易恐，遇事易紧张。肝胆相照，互为表里，"肝者将军之官，谋略出焉"，肝主谋虑，而胆主决断，二者相成共济，诚如《类经·藏象类》所说："胆附于肝，相为表里，肝气虽强，非胆不决，肝胆相济，勇敢乃成。"此患者平素胆气偏虚，加之因长期精神压力大，肝失疏泄，肝胆气虚，《四圣心源》谓："木邪横侵，土被其贼，脾不能升而胃不能降。"胆为少阳，司春升之气，发陈于外，少阳为枢，司开阖升降，脾胃之升降与胆之发陈密切相关，胆胃和降失司，则气不运，水液代谢失常，郁久生热，胆郁痰扰，故见右胁疼痛、不寐、眠差易醒、恶心、干呕、胸闷、心烦之症。此患胁痛，不寐，恶心干呕，胆怯易惊之症明显，徐大椿在其《医略六书》中载温胆汤"此解郁化涎之剂，为气郁涎饮，惊悸怔忡之良方"，故选温胆汤。考虑患者大便黏腻不爽，故予泻心汤清热利湿，意为通因通用。

（三）传承心得体会

温胆汤出自唐代孙思邈的《备急千金要方》，书中记载该方主治"大病后虚烦不得眠"，胆气温和，始能条达，故以温胆名之。孙思邈在方中重用生姜即温胆之意，所治病证为"胆寒故也"。后世医家根据"胆喜温和而主升发，郁则生热，升发疏泄则郁热可解"的特点，在此基础上加减化裁，用于治疗虚烦诸症，使温胆汤又具有了清胆之功，广泛用于治疗胆郁痰扰之证。其中，尤以宋代陈无择《三因极一病证方论》中的温胆汤为后世所推崇，现教科书中记载的温胆汤就出自此处，将《备急千金要方》中温胆汤的姜由原来的四两减为五片，另加茯苓、大枣而成，主治"气郁生涎（痰）……变生诸证"，使方中温性有减而凉性得增，罗天益云："和即温也，温之者，实凉之也。"该方对于治疗胆虚易惊、痰热扰神等证有较好的疗效，常用于治疗不寐证，如《续名医类案》中收录了一则用温胆汤治疗不寐的医案，"一少年，因恐惧，两月不卧，服安神补心药无算。与以温胆汤倍半夏、柴胡，一剂顿卧两昼夜，竟尔豁然"。刘铁军教授在临床中也常用温胆汤治疗此证，认为温胆汤的典型症状为"恶心干呕，眠差易醒，胆怯易惊"，亦多在辨证的基础上采用合方治疗其他系统的疾病，如合并反酸、烧心者可合用泻黄散，合并梅核气者可合用半夏厚朴汤，合并胸满烦惊者可合用柴胡加龙骨牡蛎汤。

温胆汤由八味药组成，以苦辛之半夏燥湿化痰为君药；《本草思辨录》言竹茹"竹清而中空，与胆为清净之府，无出无入相似。竹茹甘而微寒，又与胆喜温和相宜……竹茹为少阳腑热之药。古方疗胆热多用竹茹"，半夏配竹茹清胆和胃，止呕除烦，清热化痰，令胆气清肃，胃气顺降，为臣药；陈皮、枳实理气化痰，气顺痰自消，诚如《丹溪心法》所云："善治痰者，不治痰而治气，气顺则一身之津液随之而顺矣。"茯苓健脾渗湿，去生痰之源；生姜与大枣相配，调和中焦，此外半夏、生姜乃小半夏汤，行水气而散逆气；甘草调和诸药。结合患者症状及舌脉，方选温胆汤以理气化痰，清胆和胃。

二、师徒答疑

学生：临床上很多肝胆疾病多兼有神志病，这中间有什么内在联系吗？

老师：肝者，罢极之本，魂之居也。肝藏魂，血舍魂。肝血充足，则魂有所舍，精神活动就会正常，心藏神，肝主疏泄，二者相互为用，共同维持人体的情志活动。《辨证录》曰："气郁既久，则肝气不舒，肝气不舒，则肝血必耗，肝血既耗，则木中之血，上不能润于心，则不寐。"若肝气郁滞日久，耗伤肝血，血不养心，心藏神，为精神之所舍，心为五脏六腑之大主，所以任物者谓之心，心神失养，则神志异常。故肝胆疾病常多兼有神志病，《医碥》提出："百病皆生于郁……郁而不舒，则皆肝木之病矣。"临床上常从肝论治消化系统心身疾病，常用柴胡类方，如柴胡加龙骨牡蛎汤等。此外，百病多因痰作祟，也常从痰气论治神志病，比如我在临床上常用的温胆汤、礞石滚痰丸、癫狂梦醒汤等，均是从痰气入手调治神志类疾病。

学生：老师在治病过程中尤为注重调畅气机，这其中有什么缘由呢？

老师：《难经》说"气者，人之根本也"。气是一切物质的本源，人之有生，全赖此气，正如《医方考》所说："气化即物生，气变即物易，气盛即物壮，气弱即物衰，气正即物和，气乱即物病，气绝即物死。"自然界一切事物运动变化都离不开气的运动，即气机，《素问·六微旨大论》言："出入废则神机化灭，升降息则气立孤危。故非出入，则无以生长壮老已；非升降，则无以生长化收藏。是以升降出入，无器不有。"气机是人体生命活动的根本，《四圣心源》云："金木者，水火所由以升降也。木直则肾水随木而左升，金从则心火随金而右降。木曲而不直，故肾水下润；金革而不从，故心火上炎。而交济水火，升降金木之权，总在于土。土者，水火金木之中气，左旋则化木火，右转则化金水，实四象之父母也。"具体而言，脾胃位于人体的中焦，上承心肺，下接肝肾，是全身气机升降的枢纽，肺主升，肝主降，古人称"龙虎回环"，是全身气机调畅的重要环节。肝主疏泄，其中心环节是调畅气机，不仅能调畅全身气机，还能推动血、津液的运行输布，促进脾胃运化，调畅情志，乙癸同源，肝主疏泄失常还能影响肾主封藏的功能。故在肝病的治疗中调畅气机尤为重要，加之肝主升，体阴而用阳，故在疏肝之时既要防止降气或升发太过，还需要固护肝阴。总之，调理气机是肝病治疗的关键。

第七节　消食导滞腑秽除

一、病例简述

（一）诊断现场

患者，男，38 岁，2020 年 10 月 23 日初诊。

患者平素过食肥甘厚味，5 年前始出现胁肋、脘腹胀满，于吉林某三甲医院行消化系统彩超示脂肪肝，近年来上述症状反复发作，未予重视及系统治疗。2 天前无明显诱因上症加重，伴嗳气，不能自行控制，经朋友介绍，为求中医药系统治疗来诊。

刻下症：胁肋、脘腹胀满，偶疼痛，食后加重，打嗝，口干渴，纳差，眠差，小便黄，大便黏腻不爽，日 2～3 次，有排不尽感，矢气频，味臭。舌红苔黄腻，脉滑数。

　　既往史：脂肪肝病史 5 年，2 型糖尿病病史 5 年。

　　西医诊断：代谢相关脂肪性肝病。

　　中医诊断：胁痛、痞满（肝胃不和，湿热内生）。

　　治法：疏肝和胃，清热利湿。

　　处方：枳实导滞丸合葛根芩连汤加减。炒枳实15g，黄连10g，黄芩15g，大黄3g，生白术20g，茯苓20g，盐泽泻20g，焦六神曲20g，葛根30g，甘草10g。5 剂，水煎取汁 450mL、150mL，早晚温服。

　　二诊（2020 年 11 月 3 日）：服药后患者胁肋、脘腹胀满减轻，大便黏腻不爽改善。效不更方，继服 7 剂。

　　三诊（2010 年 11 月 14 日）：服药后患者胁肋、脘腹胀满好转，大便调畅。故减葛根芩连汤，继服 5 剂，同时嘱调整饮食结构。

病名	主症	辨证	治法	选药	选方
胁痛 痞满	胁肋、脘腹胀满	肝胃不和	疏肝和胃	枳实、大黄	枳实导滞丸
	大便黏腻不爽	湿热内生	清利湿热	黄芩、黄连	葛根芩连汤

（二）病案分析

　　胁痛具体解释如前文。痞满在古籍中有"否""满""否满""痞塞""心下痞"之称，作为一种自觉症状始见于《黄帝内经》，作为独立病证首见于《伤寒论》，如"但满而不痛者为痞""脉浮而紧，而复下之，紧反入里，则作痞，按之自濡，但气痞耳"。指出了痞满的主要病机为中焦气机失调，创制五泻心汤治疗痞证。金元时期李东恒提出了脾胃内伤学说，认为饮食不节、劳逸过度、喜怒忧恐皆与本病有关，并创制了保和丸、枳实导滞丸、枳实消痞丸等治疗痞满的经典名方。此患者因肝病日久，肝气犯胃，兼有饮食不节，过食肥甘厚味，滞胃碍脾，使胃纳脾运受阻，食气停积于内，蕴湿生热，阻滞气机，"浊气在上，则生膜胀"，故见脘腹胀满、打嗝、口干渴。湿热之邪与肠中积滞相互搏结，汪昂于《医方集解》中指出："饮食积滞，作痛成积，非有以推荡之则不行。"然此非阳明腑实燥结，乃湿热夹滞郁结肠道，若用承气汤苦寒荡涤，大剂峻攻，其行速，徒伤正气而湿热仍然滞留不去，治疗上非攻下不能除其积滞，非轻化不能尽祛湿热，故采用"通因通用"之法，选方枳实导滞丸以消食导滞，清热祛湿。

（三）传承心得体会

枳实导滞丸是"通因通用"的代表方之一，出自李东垣的《内外伤辨惑论》，书中指出："枳实导滞丸，治伤湿热之物，不得施化，而作痞满，闷乱不安。"主治湿热积滞内阻之证，"中满者泻之于内"，方中枳实苦辛微寒，性速而治下，破结实，消胀满，《本草新编》言："或问枳实过于迅利，病宜消导者，何不用枳壳之为善乎？夫枳壳与枳实，不可同用，一治上而一治下。枳壳之功，不如枳实之大。枳实攻坚，佐大黄以取胜，实为破敌之先锋，非若枳壳居中调剂，仅可以攻城内之狐鼠也。"枳实解气滞之胁肋、脘腹胀满；大黄苦寒，攻积泄热，因势利导，使积滞之湿热从大便而下；黄芩、黄连，性味苦寒，入大肠经，清热燥湿，且可厚肠止痢；茯苓味甘淡，性平，健脾渗湿，补中有泻，泽泻味甘、酸、微咸，沉而降，泄热利水，泻中有补，二药合用，甘淡渗湿使湿热从小便分消；白术甘苦性温，健脾燥湿，助茯苓、泽泻以祛湿，且可防大黄、枳实攻积伤正，以及黄芩、黄连苦寒伤胃；神曲甘辛性温，消食运脾，使食消而脾胃得和。

二、师徒答疑

学生： 老师在临床上尤其擅长使用保和丸、枳实导滞丸、木香槟榔丸等，能给我们讲讲它们之间的区别吗？

老师： 饮食自备，肠胃乃伤。饮食不节，胃纳脾运失司，症见脘腹胀满，嗳腐吞酸，口气臭秽，大便臭或矢气味臭，乃食积胃脘之证，方选保和丸，方含二陈汤、焦三仙，祛湿兼化食积。枳实导滞丸"食湿两滞生郁热"，主要用于湿热食积证，从方剂组成看，消食药只用了消食运脾之神曲，其余均为通腑下气或去除湿热之品，使湿热积滞之邪气从二便而走，其清热之力大于消食之功，善导滞清热。木香槟榔丸主要用于湿热积滞之重症，方中以木香、槟榔通行胃肠及三焦气滞，佐以大量破气行气之药，遵"其下者，引而竭之，中满者，泻之于内"的原则，通下利导之功更甚。三方比较，保和丸是消，枳实导滞丸是导，木香槟榔丸导滞之力更强。

学生：老师，在前一章的相关内容中，您给我们讲述了胁痛的相关知识，在这里您能给我们讲讲痞满的辨证要点吗？

老师：痞满的辨证要点是首辨虚实，次辨寒热。张景岳于《景岳全书》中言："痞满一证，大有疑辨，则在虚实二字。凡有邪有滞而痞者，实痞也；无物无滞而痞者，虚痞也。有胀有痛而满者，实满也；无胀无痛而满者，虚满也。实痞实满者可散可消；虚痞虚满者，非大加温补不可。"可知虚实的辨别可从病因、痞满程度、主要症状上进行，此外我们还可从病程、伴随症状、舌脉等方面加以鉴别。具体而言，初发痞满多以邪滞为主，常因食积、湿热、肝郁等原因所致，临床有脘腹胀满较甚，食后加重，打嗝、嗳气较明显，口苦、苔腻、脉弦滑等实证的表现。虚痞常病程较长，反复发作，痞满不甚，伴见神疲乏力，气短懒言或饥不欲食等脾胃虚弱或胃阴不足的表现。亦有痞满日久，出现虚实夹杂、寒热并见之证。再辨寒热，痞满见口苦、反酸、舌红苔黄腻多为热证，若遇寒则痞胀满甚，怕冷，舌淡苔白，脉沉迟者多为寒证。我常说"把脉别阴阳，握手知寒热"，在临证中我尤为重视寒热辨证，我常跟患者握手，一方面是分清患者的寒热，另一方面也是一种人文关怀，拉近距离，给患者以温暖。所谓辨证论治，先辨证然后才能论治，辨证不准确，用再好的药也没效果，甚至会适得其反加重病情，在临床上一定要仔细辨证，理清患者病情的来龙去脉，再对症下药，这样才能把病治好。关怀患者，在不曲解事实的前提下，给患者一种病肯定能好转的信心，这十分重要，患者心态好，有时甚至可以不药而愈。

第八节　脾旺湿自消

一、病例简述

（一）诊断现场

患者，男，55岁，2019年11月15日初诊。

患者体型肥胖，平素脾胃虚弱，倦怠嗜卧，10余年前体检时查出脂肪肝，一直未予重视及治疗。2天前无明显诱因出现胁痛，脘腹胀满不舒，为求中医药系统治疗来诊。

刻下症：胁痛，脘腹胀满不舒，食后加重，午后身热，乏力，气短，胸闷，头昏沉，困倦嗜睡，浑身酸楚重着，眼睑浮肿，食不知味，口中黏腻，渴不欲饮，胃怕凉，小便可，大便溏结不调，日2次。舌淡，苔白腻，边有齿痕，脉滑。

既往史：脂肪肝病史10余年，高血压病史10余年。

西医诊断：代谢相关脂肪性肝病。

中医诊断：胁痛、痞满（脾胃气虚，痰湿内阻）。

治法：益气健脾，祛痰化湿。

处方：升阳益胃汤合三仁汤加减。党参15g，炒白术20g，黄芪50g，黄连10g，姜半夏10g，炙甘草15g，陈皮20g，茯苓20g，盐泽泻20g，防风15g，羌活10g，独活10g，柴胡15g，白芍20g，生姜10g，大枣15g，炒杏仁10g，白豆蔻10g，炒薏苡仁15g，厚朴15g，木通5g，滑石20g，竹叶20g。5剂，水煎取汁450mL、150mL，早晚温服。

二诊（2019年11月26日）：服药后患者大便成形，浑身酸楚重着症状减轻，乏力较前改善，效不更方，继续服用7剂。

三诊（2019 年 12 月 7 日）：服药后患者头昏沉、困倦嗜卧、乏力明显减轻，渐有食欲，舌淡红，苔薄白，脉滑。继服疏肝降脂颗粒治疗月余，诸症好转，嘱平时多运动，控制饮食，病情变化随诊。

病名	主症	辨证	治法	选药	选方
胁痛痞满	胁痛，脘腹胀满，神疲乏力	脾胃气虚	益气健脾	黄芪	升阳益胃汤
	头昏沉，倦怠嗜卧，浑身酸痛重着	痰湿内阻	祛痰化湿	白豆蔻薏苡仁	三仁汤

（二）病案分析

升阳益胃汤出自李东垣的《内外伤辨惑论》，书中指出："脾胃之虚，怠惰嗜卧，四肢不收。时值秋燥令行，湿热少退，体重节痛，口苦舌干，食无味，大便不调，小便频数……乃阳气不伸故也，当以升阳益胃，名之曰升阳益胃汤。"明确提出了升阳益胃汤的主治病证及病因病机，此方以益气健脾的基础方四君子汤为底方，主治脾胃气虚、清阳不升、湿邪困阻之证。与此方类似的方剂还有补中益气汤、升陷汤、参苓白术散、六君子汤等，需要注意各方证之间的区别，临证中要抓住病机，辨证选方。"夫肥人多湿、多痰、多气虚，外虽多肉，其实内虚"，本案患者形盛气虚，平素脾气虚弱，清阳之气不升，故出现脘腹胀满不舒、乏力、头昏沉之症；脾为生痰之源，脾虚则聚湿为痰，故见困倦嗜睡，浑身酸楚重着，眼睑浮肿；肺为贮痰之器，痰阻气机，肺失肃降，故见胸闷、渴不欲饮之症；舌淡胖、苔白腻、脉滑为脾虚湿盛之象，故选用补药之长的黄芪类方，方用升阳益胃汤以健脾胃，升清阳，祛湿降浊。因患者头昏沉，困倦嗜睡，浑身酸楚重着等湿浊之象较重，故上方加用三仁汤以宣气化湿，正如《温病条辨》所说"头痛，恶寒，身重疼痛，舌白不渴，脉弦细而濡，面色淡黄，胸闷不饥，午后身热，状若阴虚，病难速已，名曰湿温。汗之则神昏耳聋，甚则目瞑不欲言；下之则洞泄；润之则病深不解。长夏、深秋、冬日同法，三仁汤主之"。充分体现了吴鞠通

"轻开上焦肺气，盖肺为一身之气，气化则湿亦化也"的观点。

（三）传承心得体会

刘铁军教授结合患者症状及舌脉，认为此患者乃形盛气虚之人，辨证为脾虚湿盛之证，治疗上除化痰祛湿外，还应补气健脾，故选用升阳益胃汤合三仁汤加减，脾旺湿自消。升阳益胃汤中以黄芪温分肉而实腠理，为君药；党参、炙甘草与君药相辅，共入脾经而补一身之气，诚如《医宗金鉴》所谓："黄芪补表气，人参补里气，炙甘草补中气。"以升麻引阳明之气上行，柴胡引少阳之气上行，可升提下陷之中气；以白术除脾湿，固中气，血为气之宅，以当归补血生血，使所补之气有所托；湿伤肉，风胜湿，以防风、羌活、独活祛风除湿，以半夏、陈皮取二陈汤之意，健脾祛湿，化痰之源，同时防止气机壅塞；黄连既能清热祛湿，又能防止柴胡升举太过，茯苓、泽泻清热利湿，给湿邪以出路。白芍酸甘敛阴而和营，生姜、大枣温补中焦，调和脾胃为佐使之药。上方主治脾胃气虚、湿邪困阻之证。

三仁汤中以杏仁宣通上焦肺气，有宣上之功；白豆蔻温中行气，宣畅中焦脾气以阻生湿之源，有畅中之意；薏苡仁健脾祛湿，使湿邪从下而走，有渗下之能，三药合用为君药。方中滑石、木通淡渗利湿，与杏仁相配有通利三焦水道之功，为臣药；方中半夏、厚朴行气除满、化湿和胃，增强君药祛湿之功。方中充分体现了宣上、畅中、渗下，兼顾三焦之功的原则。对于形盛气虚之人，往往脾虚湿盛，治疗上除用升阳益胃汤外，还常用参苓白术散、苓桂术甘汤、藿朴夏苓汤等方剂，使清浊之气当升则升，当降则降，脾胃得和，诸症自愈。

二、师徒答疑

学生：痰、饮、水、湿都是水液代谢障碍引起的病理产物，四者同为一源，异名而同类。结合临床经验，老师能给我们讲讲临证中对于水液代谢障碍，在治疗上该如何把握吗？

　　老师：在治疗水液代谢障碍所引起的疾病时，我们要注意以下几个方面：首先，"病痰饮者，当以温药和之"，湿为阴邪，湿盛则阳微，湿易伤阳，湿邪非温不化。其次，因势利导，给邪以出路，《素问·汤液醪醴论》中提出："平治于权衡，去菀陈莝，微动四极，温衣，缪刺其处。"《金匮要略·水气病脉证并治》谓："诸有水者，腰以下肿，当利其小便，腰以上肿当发汗乃愈。"吴鞠通在《温病条辨》中指出："该肺主一身之气，气化则湿亦化。"湿邪出路有三，即汗、二便、呼吸之气，故有发汗、利小便、提壶揭盖等方法，此外瘀血阻滞当"去菀陈莝"；还应兼顾脏腑气机，《景岳全书》指出："凡水肿等症，乃肺、脾、肾三脏相干之病，盖水为至阴，故其本在肾；水化于气，故其标在肺；水唯畏土，故其制在脾。今肺虚则气不化精而化水，脾虚则土不制水而反克，肾虚则水无所主而妄行。"提出肺、脾、肾三脏与水肿的发病密切相关，脾主运化水湿，肺主通调水道，肾主蒸腾气化，三焦运行津液，为"决渎之官，水道出焉""膀胱者，州都之官，津液藏焉"，湿邪与肺、脾、肾、三焦、膀胱关系密切，故祛湿之剂常配伍宣降肺气、健脾益气、温肾化气等药。

第三章　肝硬化

第一节 内外同治显奇效

一、病例简述

（一）诊断现场

患者，男，65岁，2020年9月12日初诊。

患者5年前无明显诱因出现右胁肋胀痛，经休息后症状缓解，后就诊于当地医院，行消化系统彩超提示肝硬化，给予对症治疗，症状稍见好转后出院，其间反复发作，间断口服舒肝和胃丸可稍缓解。1周前不明诱因上症加重，经休息不得缓解，遂来求治。

刻下症：右胁肋胀痛，情绪焦虑，口苦，肢体疼痛，倦怠乏力，易疲劳，大便不调，小便尚可，舌质暗红，苔黄，脉弦涩。

既往史：乙型肝炎肝硬化5年。

西医诊断：乙型肝炎肝硬化代偿期。

中医诊断：胁痛（肝郁化火，瘀血内结）。

治法：疏肝清热，散结止痛。

处方：化肝煎加减。柴胡15g，党参10g，牡丹皮10g，栀子10g，青皮10g，陈皮10g，赤芍15g，浙贝母30g。7剂，水煎取汁450mL、150mL，早晚温服。

配合散结止痛塌渍方外敷肝区，红外线灯下照射30分钟，日2次，以增强散结止痛之效。

二诊（2020年9月20日）：治疗后患者右胁肋胀痛减轻，焦虑状态缓解，仍乏力。上方加黄芪50g，继服10剂，中药塌渍同前。

三诊（2020年9月30日）：患者症状、体征及情绪均明显好转，继服前方 10 剂及中药塌渍治疗。

病名	主症	辨证	治法	选药	选方
胁痛	右胁肋胀痛，口苦	肝郁化火	疏肝清热	栀子	化肝煎
	胁痛	瘀血内结	散结止痛	—	散结止痛塌渍方

（二）病案分析

肝硬化是一种难治的慢性肝病，肝脏呈进行性、弥漫性、纤维性加重。为肝细胞弥漫性变性坏死，继而出现纤维组织增生和肝细胞结节状再生，这三种改变反复交替出现，结果肝小叶结构和血液循环途径逐渐被改建，使肝变形、变硬而导致肝硬化。本病早期无明显症状，后期则出现一系列不同程度的门静脉高压和肝功能障碍，直至出现肝腹水、上消化道出血、肝性脑病等并发症。

本患有右胁肋胀痛、口苦、舌暗、情绪焦虑的症状，治宜疏肝清热，故方选化肝煎，取其从内向外将肝热化除之意，即清化肝经之郁火。患者局部疼痛，故应用中医外治法之中药塌渍配合红外线治疗。止痛塌渍方乃刘铁军教授根据多年临床经验总结之验方，方中药物力大势沉，外用于局部，既直达病灶，又减轻肝肾负担。

（三）传承心得体会

化肝煎出自《景岳全书》，方中最能体现清化肝经之郁火的药物是牡丹皮、栀子。方中青皮、牡丹皮、芍药归肝经，栀子归心、肝经，陈皮归脾经，贝母归肺经，泽泻归肾经。药虽七味，而经归五脏，构成了五行调节的整体系统。用药以肝木本脏为主，其余四脏之药为辅。对肝经本脏的调节，应用疏肝（青皮）、敛肝（芍药）、清肝（牡丹皮、栀子）等法。对他脏的调节则运用了五行生克规律，浙贝母佐金平木，栀子实则泻子，陈皮理气和中以防肝气横逆，泽泻利水渗湿，引火下行。

二、师徒答疑

学生：中药塌渍有怎样的功效和优势呢？

老师：《素问·阴阳应象大论》曰："其有邪者，渍形以为汗。"是利用热汤沐浴发汗的先例。金元时期的《外科精义》记载："塌渍疮肿之法，宜通行表，发散邪气，使疮内消也。"清代《理瀹骈文》记载："熏蒸渫洗之能汗，凡病之宜发表者，皆可以此法。"认为该法的基本作用是"枢也，在中兼表里者也，可以转运阴阳之气也""可以折五郁之气而资化源""可以升降变化，分清浊而理阴阳。营卫气通，五脏肠胃既和，而九窍皆顺，并达于腠理，行于四肢也"。中药渍溃的机理是通过湿敷的传导与辐射作用，使局部因炎症而引起的灼热感得以减轻，发挥消炎、镇痛、止痒和抑制渗出的作用。溻渍法可使药物经肌腠毛窍而入脏腑，通经贯络，以作用全身，且可疏其汗孔、宣导外邪。溻渍法还可使药物经肌腠、毛窍、脏腑而作用于全身，通过疏通气血、软坚散结等而达到治疗目的。不经过肠－肝循环，减轻药物的不良反应，并且使药力直达病灶。

学生：对于中医外治法，老师怎样看待呢？

老师：中医外治研究具有悠久的历史和丰富的文献资料，是中医药文化宝库中一颗璀璨的明珠。追溯中医外治的发展历史，我们可以概括地说，中医外治萌芽于原始社会，奠基于先秦，发展于汉唐，丰富于宋金元，成熟于明清，提高于现代。中医学认为人体是一个不可分割的整体，各部分之间是分工合作、相互依存、相互协调、相互制约的，人体内部的五脏六腑在体表部都有相对应的部分，内外之间通过经络相互沟通联系。正是基于这种认识，中医学提出了"内病外治"的独特理论，即对人体外部（体表）特定区域施以一定的治疗手段，通过人体内部的自我调节，改善脏腑功能，进而达到对人体免疫功能的调节完善，实现祛病强身的目的。正如《理瀹骈文》说："病之所至，各有其位，各有其名，各有其形……按其位，循其名，核其形，就病以治病。外治非谓能见脏腑也，皮肤隔而毛窍通，不见脏腑，恰直达脏腑也。"人生天地间，不可能跳出五行之外，不在三界之中。生活中就难免受六淫邪气、地土方域、时行疫疬等自然因素，以及情志内伤、饮食起居失宜、劳逸过度等致病因素的影响而损伤人体的气机。正如吴师机所云："其或疾风豪雨祁寒溽暑，山岚瘴疬之连，以及情志之自贼，饥饱劳役之伤，卒暴之变，元气因之而戕则病生焉。内中乎脏腑，而外发乎肢体。治之者亦遂以内外殊科。""疑夫内治者之何以能外取也？不知亦取诸气而已矣，今夫当风而浴则寒气得而入之，触暑而行则热气得而入之。人之者在内，其所以入之者外也，非内也。人身八万四千毫孔皆气之所由出入，非仅口鼻之谓。其可见者，热而汗气之出也，汗而反气之入也。"意思是说，外有风、寒、暑、湿、燥、火之六淫通过口鼻及皮肤侵入体内，使气血精微运行不畅，结聚不通而为病，使经脉败漏，熏于五脏，五脏受伤而为病。故《素问·阴阳应象大论》云："善治者治皮毛，其次治皮肤，其次治筋脉，其次治六腑，其次治五脏，治五脏者，半生半死也。"意思是说治病养生不是用药，而是顺气，一是打通气脉，气顺则血行；二是气血顺畅，才能恢复人体各个器官的正常功能；三是气血调动内因，药物才能被正常器官有效吸收。

学生：老师常说外治法与人体的元气息息相关，请问老师对元气有怎样的理解？

老师：人在气交之中，凡呼吸吐纳之气皆天地之元气也。元气足则诸邪俱退，元气不足则百病上身。中医认为，元气是人体的原动力，元气是生命之本，是生命之源，元气充足则健康，元气受损则生病，元气耗尽则死亡。元气决定着生命的全部，也就是说，元气充足免疫力就强，从而能战胜疾病。如果人体元气不足或虚弱，就不能产生足够的抗体或免疫力去战胜疾病，因此造成死亡。元气的盈足与亏损，是影响人身体健康的一个重要因素，人到了老年之所以眼花耳聋，发堕齿槁，是因为元气的缺失已不能满足正常生理的需要；年轻人之所以精力充沛、面容姣好，是因为年轻人不仅元气充足，而且还有源源不断的补充，所以才会有"浑身有使不完的劲"的感觉。

第二节　活血化瘀祛邪毒

一、病例简述

（一）诊断现场

患者，男，52岁，2020年12月20日初诊。

该患者2年前无明显诱因出现乏力，右胁部疼痛，经消化系统彩超等检查诊断为肝硬化。

刻下症：右胁部刺痛，小腹刺痛，纳眠差，小便灼热感，大便干，3～4日一行。舌暗红，苔薄黄，脉弦涩。

既往史：乙型肝炎病史20年。

西医诊断：乙型肝炎肝硬化代偿期。

中医诊断：积聚（气滞血瘀，热结下焦）。

治法：活血化瘀，清热散结。

处方：活络效灵丹合桃核承气汤加减。当归20g，丹参15g，乳香15g，没药15g，大黄3g，炙甘草15g，芒硝3g，桂枝15g，炒桃仁10g。7剂，水煎取汁450mL、150mL，早晚温服。

配合散结止痛塌渍方外敷肝区，红外线灯下照射30分钟，日2次，以增强散结止痛之效。

二诊（2020年12月31日）：患者右胁部刺痛缓解，小腹刺痛减轻，食欲和睡眠都有所改善。续服上方10剂，中药塌渍同前。

三诊（2021年1月11日）：患者右胁部刺痛、便秘等症状明显好转，余症皆有所减轻，大便日行1～2次。上方减桃核承气汤，10剂，中药塌渍同前，以善其后。

病名	主症	辨证	治法	选药	选方
积聚	右胁部刺痛	气滞血瘀	活血化瘀	丹参	活络效灵丹
	小腹刺痛，小便灼热感，大便干	热结下焦	清热散结	大黄	桃核承气汤

（二）病案分析

本患有胁痛、乏力的症状，此为气滞血瘀，正气不足，治宜活血化瘀扶正，结合舌脉等表现，从"症-证-法-药-方"的选方角度考虑，当选活血化瘀之丹参，方选活络效灵丹。此患者小腹刺痛，小便灼热，大便干，治宜清热散结，故选药大黄，遣方大黄类方桃核承气汤。

（三）传承心得体会

正虚是肝硬化发生发展的主要因素，《外科秘录》云："天下之气，无时不有，人身之情，何时不发，乃有病有不病者，何也？盖气血旺而外邪不能感，气血衰而内正不能拒，故六淫所伤，伤于气血之亏也，七情所伤，伤于气血乏也。"邪气致病有两种情况：一是即时发病，二是邪气内伏，不断耗损机体正气，正气虚损到一定程度或受到其他致病因素如饮食不节、情志内伤、外邪侵袭、邪毒留滞等影响，才能诱发疾病。若正气旺盛，抵抗力强，脏腑功能正常，则各种致病因素能有效及时地被清除，痰湿、瘀血无以产生，则难以成积。毒邪是肝硬化发生发展的关键，尤在泾在《金匮要略心典》中提到："毒者，邪气蕴蓄不解之谓。"饮食内伤、情志失调、外邪侵袭等各种致病因素作用于人体，导致脏腑功能失调，正气亏虚，气血瘀阻，湿热痰瘀互结，日久蕴结为毒。

二、师徒答疑

学生：关于清利湿热，可不可以分步进行呢？比如先祛湿再清热？

老师：饮食停滞于胃肠，积久蕴生湿热，或与原有的湿热合并后，导致气机壅塞，不能正常运行，从而出现食积、湿热、气滞三者并存。治疗颇为棘手，既不能苦寒泻下，又不能辛温发散。如吴鞠通所说："徒清热则湿不退，徒祛湿则热愈炽。"所以清热和祛湿应同时进行。

学生：老师治疗肝硬化的患者众多，此患者并发症较重，患者的身体备受煎熬和折磨，服药后疗效立竿见影，患者症状得到较快改善，老师能对我们讲一下中医怎样认识肝硬化及中医药在肝硬化中起的作用吗？

老师：血瘀是发生肝硬化的重要病理基础，肝体阴而用阳，以血为本，其病理必然与瘀血相关。《难经·五十五难》曰："积者，阴气也；聚者，阳气也。故阴沉而伏，阳浮而动。气之所积名曰积，气之所聚名曰聚。故积者，五脏所生；聚者，六腑所成也。积者，阴气也，其始发有常处，其痛不离其部，上下有所终始，左右有所穷处；聚者，阳气也，其始发无根本，上下无所留止。其痛无常处，谓之聚。"这与临床上肝硬化患者多见胁下疼痛固定不移、拒按等特点相符合，也说明了其病理为瘀血内结所致。中医药在改善肝硬化患者症状体征方面有独特的优势，这也是中医药最能显效的地方。通过以扶正活血化瘀为基础，运用"病证结合"的思路治疗肝硬化，能避免患者由肝硬化代偿期向失代偿期发展，提高生活质量，减少痛苦，延长生存期，如坊间所言"多过几年好日子"十分必要。

学生：肝硬化患者都有不同程度的心理负担，所谓"不被病死也被吓死"，中医在心理疗法上有哪些优势呢？

老师：南宋陈无择在《三因极一病证方论》中明确提出了七情的概念，七情指的是"喜、怒、忧、思、悲、恐、惊"这七种情志变化，是脏腑功能活动对外界刺激的不同反应，是生命活动的正常现象。人的心理疾病主要由七情引起，情志的过度兴奋或过度抑制，都会使人体气机紊乱，气血失和，脏腑阴阳失调，因而致病，即所谓"七情内伤"。《灵枢·师传》言："未有逆而能治之也，夫惟顺而已矣。百姓人民，皆欲顺其志也。"即顺其意，治其病。顺情从欲法是通过改变求助者的生存环境和条件来满足其基本需要，从根本上消除或减弱了外在的致病因素，这些外在的客观存在的致病因素给求助者的情绪带来的痛苦很难通过劝慰或改变态度来消除。因此，顺情从欲就是顺从求助者的想法和情志，认可求助者的不良心理状态，减轻患者的心理负担。《素问·移精变气论》言："古之治病，唯其移精变气，可祝由而已。"移精变气法是通过调节情志，来谋求求助者的心理平衡，改变求助者精神意念活动的指向，以缓解或消除由情志因素引发疾病的一种心理疗法。所谓移精，就是转变求助者的精神注意内容；变气，就是改变求助者的气机，调动人身体的力量。这种疗法体现了"天人相应"的整体观，通过改变求助者内心不适时的指向性，改变生活境况和家庭环境、培养爱好、学习及交谈等方式，排除杂念，改变认知、不良的情绪及不健康的行为模式和生活习惯。

第三节　解酒排毒扶肝脾

一、病例简述

（一）诊断现场

患者，男，55 岁，2020 年 10 月 15 日初诊。

患者 5 年前无明显诱因出现胁痛，饮酒后加重，曾就诊于当地诊所，给予口服药（具体用药用量不详），症状未见明显好转。5 年间，饱受胁痛困扰，情绪焦虑，饮食不规律，烦躁易怒，影响工作及生活，故来寻求医治。

刻下症：胁痛，面部痤疮，灼热感，瘙痒，略疼痛，乏力，呕恶，纳差，眠差易醒，小便频，量少色黄，大便黏腻，1 日一行。舌红，苔白黄腻，脉弦滑。

既往史：乙型肝炎肝硬化病史 15 年，饮酒史 30 年。

西医诊断：乙型肝炎肝硬化代偿期。

中医诊断：胁痛（酒伤肝脾，湿热外溢）。

治法：解酒排毒，清热解表。

处方：葛花解醒汤合五味消毒饮加减。葛花 20g，神曲 15g，党参 15g，炒白术 15g，干姜 5g，砂仁 10g，草豆蔻 10g，青皮 10g，陈皮 15g，木香 10g，蒲公英 15g，紫花地丁 15g，野菊花 15g，金银花 15g，紫背天葵 10g。7 剂，水煎取汁 450mL、150mL，早晚温服。

嘱患者戒酒。配合散结止痛塌渍方外敷肝区，红外线灯下照射 30 分钟，日 2 次，以增强散结止痛之效。

二诊（2020 年 10 月 26 日）：胁痛及面部灼热感减轻，心情好转。续服原方 10 剂，中药塌渍同前。

三诊（2020 年 11 月 6 日）：胁痛明显好转，痤疮大部分干瘪，大便黏腻好转，情绪明显好转。在上方基础上辨证加减治疗月余，中药塌渍同前，巩固疗效。

病名	主症	辨证	治法	选药	选方
胁痛	胁痛，呕恶	酒伤肝脾	解酒排毒	葛花	葛花解醒汤
	颜面痤疮	湿热外溢	清热解表	蒲公英	五味消毒饮

（二）病案分析

患者胁痛，本患有饮酒史，喜食寒凉，此为酒伤肝脾，治宜解酒排毒，故选药葛花，结合呕恶等症状，方用葛花解醒汤，该方出自李东垣《内外伤辨惑论》，方中葛花解酒醒脾，使酒毒从表而解，为君药。加用神曲以消食和胃，尤善消酒食陈腐之积；白豆蔻、砂仁辛温气香，理气化湿，开胃醒脾；猪苓、茯苓、泽泻渗湿止泻，引酒湿从小便而去，以上均为臣药。过饮酒醪，损伤脾胃，又以人参、白术补气健脾，干姜温运化湿；酒湿蕴结，易滞气机，故配伍木香、青皮、陈皮理气导滞，以上共为佐药。诸药配伍，发汗与利水合用，使酒湿从上、下分消；消食理气与补气健脾相伍，邪正兼顾，从而"伤酒"诸症得解。患者兼有痤疮，古时关于痤疮最早记载于《素问·生气通天论》，言："劳汗当风，寒薄为皶，郁乃痤。"张景岳注曰："形劳汗出，坐卧当风，寒气薄之，液凝为皶，即粉刺也。"患者颜面部痤疮，为湿热酒毒外溢所致，病位在表，治宜清热解表，故药用蒲公英，遣方五味消毒饮。五味消毒饮首见于《医宗金鉴》，用于治疗红丝疔、暗疔、内疔、羊毛疔等。方中蒲公英苦寒清泄，功善清热解毒、消散痈肿，凡热毒壅盛所致之疮痈肿毒，不论内痈外痈，均可应用，正如《本草正义》所言："治乳痈乳疖，红肿坚块，尤为捷效。"且苦泄清利，既清热通淋，治热淋涩痛，又清热利湿，治湿热黄疸。金银花甘辛苦寒，甘润辛散，苦寒清泄，归肺、心、胃经。既善清解全身热毒，又具清宣疏散之性，故温热疫毒，邪在卫气营血各阶段均可应用。野菊花味辛，芳香透邪，苦寒泄热，入肺肝经，清热解毒之力强于菊花，为治热毒疮痈之要药，又可利咽止痛，用治热毒咽喉疼痛，且能泻肝火、平抑肝阳，治肝火上炎的目赤肿痛、肝阳上亢之头痛眩晕。紫花地丁苦寒清泄，入心肝经，亦有清热解毒、消痈散结之功，并能凉血消肿，用治热毒炽盛之内外诸痈肿，尤善解疔毒，《本草正义》谓"地丁，专为痈肿疔毒通用之药"，故多治疗疮。紫背天葵味甘，微酸，性凉，具清热解毒、润肺止咳、散瘀消肿、生津止渴之功效，治外感高热、中暑、肺热咳嗽、伤风声嘶、痈肿疮毒、跌打肿痛等症。

（三）传承心得体会

《素问·汤液醪醴论》曰："自古圣人之作汤液醪醴者，以为备耳……邪气时至，服之万全。""醪醴"即酒，最早酒被当作家中备用物品，既可食用，又可药用。《名医别录》言其"杀百邪恶毒气"，故又有"酒为百药之长"的说法。酒是药物，既能养人，亦可害人。在《本草纲目》中，李时珍对酒的性能及功用作了详细的论述，如"苦、甘、辛、大热、有毒""行药势，通血脉，润皮肤，散湿气，除风下气""酒……少饮则和血行气，多饮则杀人顷刻"等，即少量饮酒对于人体气血津液的调和具有促进作用，但大量饮用，会引起他邪，使人阴阳失和，出现"伤酒"病证。但是以上说法对于乙肝患者并不适用，患者本身即具有肝脏受损的基础，即使少量饮酒也会加重肝病的进展。该患平素饮酒量大，加之肝病日久，伤及肝体，湿热酒毒外溢；又过食寒凉，导致脾胃受损，故健脾与清热并用，祛邪不伤正。

二、师徒答疑

学生：关于肝硬化，已经是医学界的难题，作为一名中医医生该怎样去治疗呢？

刘铁军教授：不止是肝硬化，在临床上遇到各类疾病时都应该遵循"求古训，勤临床"。在中医古籍中，各类现代疾病基本都能找到相关医案，而方剂学则是这些医案的成果集，所以我要求同学们最好能熟背300首左右的方剂，这样在遇到不同种类的疾病时，便可以思考用哪个方剂去治疗比较好，老师在应对某种疾病时，大脑中会浮现出很多首方剂，再根据患者的具体情况进行优化选择。

学生：坊间有言"肝病喝大酒，不往好道走"，饮酒对于肝病有什么坏处呢？

老师：酒中含有的主要成分是乙醇（俗称"酒精"），酒精主要是通过肝脏代谢的，进入人体后可加重肝脏负担，严重影响肝脏正常的功能，造成肝损伤，危害健康。酒精在肝脏代谢、解毒过程中还可产生一种有致癌作用的物质——乙醛（对肝细胞有毒性作用），正常情况下乙醛可被人体内的乙醛脱氢酶分解为无毒物质而排出体外，但如果本身肝脏功能较弱时，特别是肝脏内所含的乙醛脱氢酶大量减少时，可导致部分乙醛不但不能被完全分解，而且还可直接进入肝内，损害肝细胞，进而影响肝脏的健康。酒精进入人体后还可有效抑制肝细胞的再生与修复功能，进而诱导肝细胞发生变性、坏死，导致肝纤维化、肝硬化的发生。酒精进入人体后还可破坏人体的防御系统，从而降低机体的免疫力，这对肝脏的健康也是极为不利的，可谓是"火上浇油，引狼入室"。

第四节　调肝理脾气机畅

一、病例简述

（一）诊断现场

患者，女，64 岁，2020 年 12 月 20 日初诊。

患者 1 年前无明显诱因出现胁痛，生气后加重，曾口服清热疏肝颗粒后好转，停药数天再次发作，1 年间病情反复发作，1 周前因生气加重，患者深受其扰，严重影响其工作与生活。经朋友介绍来诊。

刻下症：胁痛，生气后加重，神疲乏力，纳可，眠差，小便略浑浊，大便无力，日 1 次，苔白，脉沉滑。

既往史：乙型肝炎肝硬化病史 10 年。

西医诊断：乙型肝炎肝硬化代偿期。

中医诊断：胁痛（肝郁气滞，中气下陷）。

治法：疏肝理气，补中益气。

处方：柴胡疏肝散合补中益气汤加减。柴胡 15g，醋香附 20g，陈皮 20g，炒枳壳 15g，白芍 20g，川芎 20g，甘草 10g，党参 15g，黄芪 50g，炒白术 20g，升麻 15g，当归 20g。7 剂，水煎取汁 450mL、150mL，早晚温服。

配合散结止痛塌渍方外敷肝区，红外线灯下照射 30 分钟，日 2 次，以增强散结止痛之效。

二诊（2020 年 12 月 31 日）：诸症减轻，效不更方，续服 10 剂，中药塌渍同前。

三诊（2021 年 1 月 11 日）：无明显症状、体征，在上方基础上辨证加减治疗月余，中药塌渍同前，以固其效。

病名	主症	辨证	治法	选药	选方
胁痛	胁痛，生气后加重	肝郁气滞	疏肝理气	柴胡	柴胡疏肝散
	神疲乏力	中气不足	补中益气	黄芪	补中益气汤

（二）病案分析

本患有生气后胁痛加重的症状，故可辨证为胁痛之肝郁气滞证，从"症－证－法－药－方"的选方角度考虑，选药柴胡，而治疗法则当理气与活血兼顾，故方剂选用柴胡疏肝散疏肝行气。患者乏力，小便浑浊，大便无力，证属中气下陷，选药黄芪，方剂选用补中益气汤补中益气。方中黄芪补中益气、升阳固表为君；人参、白术、甘草甘温益气、补益脾胃为臣；陈皮调理气机，当归补血和营为佐；升麻、柴胡协同参、芪升举清阳为使。综合全方，一则补气健脾，使后天生化有源，脾胃气虚诸症自可痊愈；二则升提中气，恢复中焦升降之功能。

（三）传承心得体会

本病病位在肝，累及脾胃。肝病日久，土虚木克，中焦受阻，气机郁滞则克脾犯胃，脾胃为后天之本，一身之气的枢纽，中气虚弱则枢转气机受阻，导致中焦脾胃之气升降失调，气血运行受阻出现肝胃不和的一系列证候。因此治疗必须求本，标本结合，故治以疏肝理气，畅通气机，调理脾胃，使脾胃功能恢复。

二、师徒答疑

学生：老师善于运用疏肝行气之法，此法有什么历史渊源？

老师：肝病治法最早可追溯到《黄帝内经》。《素问·脏气法时论》说："肝苦急，急食甘以缓之……肝欲散，急食辛以散之，用辛补之，酸泻之。"甘缓、辛散、酸泻治肝三法成为后世众多治肝法之始祖。疏肝法首方当属

《伤寒论》的四逆散，治疗少阴四肢逆冷证候。宋代《太平惠民和剂局方》的逍遥散，为疏肝与健脾合用，是治疗肝郁脾虚的常用方。张景岳在《景岳全书》中创立了柴胡疏肝散一方，治疗因肝气郁结而引起的各类痛证，是临床常用的疏肝理气方剂之一。此后历代各医家又在四逆散、逍遥散、柴胡疏肝散三方的基础上加减运用，创制了一系列疏肝解郁方剂，如明代薛己的丹栀逍遥散，张景岳的暖肝煎，清代费伯雄的清肝达郁汤，以及《济生方》中的橘核丸、《医学发明》中的天台乌药散等。

学生： 关于"肝左脾右"的说法也颇有争议，老师怎么看待这个问题？

老师： "肝左脾右"的说法出自《黄帝内经》。从西医解剖学角度讲，肝脏处于右边而脾脏位于左边。可是中医所说的"肝左脾右"并不只是我们肉眼所能看见的肝脏和脾脏，而是指我们肉眼看不见的肝气和脾气。张锡纯在《医学衷中参西录》中说"肝虽居右，其气化实先行于左，脾虽居左，其气化实先行于右。这个理论可以运用于中医医疗实践中，因为肝之气血行于左，所以所谓肝脉定位于左关，因为脾之气血行于右，所以所谓脾脉定位于右关"。这一点是需要足够的临床经验才能体会到的，切勿因为肉眼所见之肝右脾左而否定了中医的"肝左脾右"学说。

第五节　邪去则正安

一、病例简述

（一）诊断现场

患者，女，57岁，2019年9月12日初诊。

患者10年前无明显诱因出现乏力，休息后缓解，未重视，2天前乏力症状加重，伴见腹胀满，为求中医药系统治疗来诊。

刻下症：乏力甚，胁肋脘腹胀痛，不思饮食，眼干，口干不欲饮，纳差，畏寒，头晕，言语不利，视物模糊，面色黧黑，腰酸肢软，皮肤干，肌肤甲错，偶周身瘙痒，眠差，小便可，大便干，2~3 日 1 次。舌紫暗，苔薄黄，脉弦涩。

既往史：乙型肝炎肝硬化病史 10 余年。

西医诊断：乙型肝炎肝硬化代偿期。

中医诊断：虚劳（瘀血内结，湿热内蕴）。

治法：缓中补虚，通腑泄热。

处方：大黄䗪虫丸合小承气汤加减。大黄 3g，土鳖虫 10g，黄芩 10g，炒苦杏仁 15g，生地黄 50g，炒桃仁 10g，炙甘草 15g，醋没药 10g，虻虫 2g，烫水蛭 5g，白芍 20g，山楂 12g，神曲 15g，炒枳实 15g，厚朴 15g。5 剂，水煎取汁 450mL、150mL，早晚温服。

配合散结止痛塌渍方外敷肝区，红外线灯下照射 30 分钟，日 2 次，以增强散结止痛之效。

二诊（2019 年 9 月 23 日）：症状减轻，大便调和，上方继续服用 7 剂，中药塌渍同前，嘱其保持大便通畅。

三诊（2019 年 10 月 4 日）：胁肋脘腹胀痛、口干症状好转，能进食，舌苔淡暗，大便恢复正常，上方去枳实、厚朴，继服 10 剂，中药塌渍同前。

辨证治疗月余，症状明显改善。嘱患者畅情志、节饮食、避风寒，病情变化随诊。

病名	主症	辨证	治法	选药	选方
虚劳	乏力，肌肤甲错	瘀血内结	缓中补虚	桃仁	大黄䗪虫丸
	大便干，2~3 日一行	湿热内蕴	通腑泄热	大黄	小承气汤

（二）病案分析

结合患者症状及舌脉，辨为虚劳之瘀血内结、湿热内蕴证。治以缓中补虚，通腑泄热。该患者既往乙型肝炎肝硬化病史 10 余年，平素暴饮暴食，过食伤脾，工作压力大，忧思伤心，郁怒伤肝，加之蜷卧少动，皆令正气内伤，血脉凝结，血能载气，疾病日久消耗正气，故见间断乏力；瘀血日久谓之"干血"也，瘀血内停，血瘀碍气，脾失健运，则胁肋脘腹胀痛，不思饮食；瘀血阻络，血脉滞涩，阻于中焦则腹满；瘀血阻滞，水液不能上承，故见眼干、口干不欲饮，此为瘀血内结之象，瘀血不去，新血不生，必用活血化瘀之品。众所周知，虫类药活血化瘀之功尤甚，方用大黄䗪虫丸。水谷不化，气血不能滋荣，则形体消瘦；气血不能上行于头面，故见头晕，舌失所养则言语不利；瘀血浸淫，皮肤失养，则皮肤干，肌肤甲错，偶周身瘙痒；目受血而能视，肝血不足，则视物模糊；阳气虚日久，故见畏寒，腰酸肢软；不思饮食日久，气血精液不能濡养肠道，大肠传导失司，故见大便干，2~3日一行，符合大黄证，选方用小承气汤。其证属本虚标实，治以缓中补虚，通腑泄热，方用大黄䗪虫丸合小承气汤加减，加山楂、神曲以健胃和中。

（三）传承心得体会

大黄䗪虫丸出自《金匮要略》，书中指出："五劳虚极，羸瘦，腹满，不能饮食，食伤、忧伤、饮伤、房室伤、饥伤、劳伤、经络营卫气伤，内有干血，肌肤甲错，两目暗黑。缓中补虚，大黄䗪虫丸主之。"本条论述五劳虚极，干血内停的证治。对于五劳，在《素问·宣明五气论》中就有论述："久视伤血，久卧伤气，久坐伤肉，久立伤骨，久行伤筋，是谓五劳所伤。"虚极羸瘦，此乃五劳七伤、气血亏虚、机体严重失养的表现。五劳不同，其病各异。对于虚劳干血，治以缓中补虚。方中大黄味苦性寒，可泻下攻积，活血祛瘀；土鳖虫味咸性寒，能破血逐瘀，两者共为君药。桃仁活血祛瘀、润肠通便，水蛭、虻虫皆能破血通经、逐瘀消癥，诸药助君药活血通络，破血攻逐血瘀，是为臣药。《血证论》云："顾旧血不去，新血断然不生。"芍药、生地黄甘润，滋阴养血；杏仁开宣肺气，润肠通便，可通利气机；黄芩苦寒清热，《神农本草经》记载其可"下血闭"，均为佐药。甘草益气和中，缓急止痛，调和诸药。诸药合用，攻中有补，使瘀血除，郁热清，阴血得补，即尤在泾《金匮要略心典》所云"润以濡其干，虫以动其瘀，通以去其闭"之意。《兰台轨范》道："血干则结而不散，非草木之品所能下，必用食血之虫以化之。此方专治瘀血成劳之症。瘀不除则正气永无复理，故去病即所以补虚也。"由此可见方中虫药作用重要，临床应用中须注意随症加减。

二、师徒答疑

学生：本病例涉及缓中补虚的治法，老师可以详细讲解一下吗？

老师：百病皆由脾胃衰而生。脾胃者，乃全身气机升降之枢纽，升降者，病机之最要。脾胃之气滞，则升降息，升降息则气立孤危。脾胃为后天之本，营卫气血生化之源，脾失健运，则气血化生不足，脏腑经络失养。条文中"腹满"为中焦气机阻滞之表现，"不能食"为脾胃衰败之征兆。五劳虽各不相同，其病各异，但日久必然损伤脾胃，使其运化功能失职，水谷精微生成减少，出现面容憔悴、大肉尽脱等危象。此时当以恢复脾胃气机，以恢复中气为首务。但究其根本，此仍为瘀血留滞所致，故当虚实同治，攻补兼施，活血祛瘀与补中益气并重。从病性来看，此病虚实夹杂，虚劳为本，瘀血为标，标实为主；从方药组成来看，该方以攻为主，补为次，通过缓攻达到补益的目的。本病例中，从整体出发，辨清标本的主次，先用大黄䗪虫丸行其干血，待瘀血行尽，再加山楂、神曲以健胃和中。诸药相合，起缓中补虚之功，以恢复脾胃的生机。脾胃健运，则气血得以化生，营卫得以畅达，则五脏虚极得以补益。

第六节　阴黄须温化

一、病例简述

（一）诊断现场

患者，男，65岁，2020年9月18日初诊。

患者 10 年前无明显诱因出现乏力，休息后缓解，未重视。2 天前乏力症状加重，伴见目睛发黄，为求中医药系统治疗来诊。

刻下症：身黄晦暗，目黄，小便黄、量少，胁肋隐痛，乏力，四肢畏寒，下肢浮肿，纳眠差，大便成形，日一行。舌淡暗，苔薄白，脉沉滑。

既往史：乙型肝炎肝硬化病史 10 余年。

西医诊断：黄疸，乙型肝炎肝硬化代偿期。

中医诊断：黄疸（寒湿阻遏证）。

治法：利湿退黄，温化寒湿。

处方：茵陈术附汤合五苓散加减。茵陈 30g，炒白术 20g，干姜 20g，甘草 15g，桂枝 15g，黑附子 10g（先煎），茯苓 20g，生白术 20g，盐泽泻 20g，猪苓 20g。7 剂，水煎取汁 450mL、150mL，早晚温服。

配合散结止痛塌渍方外敷肝区，红外线灯下照射 30 分钟，日 2 次，以增强散结止痛之效。

二诊（2020 年 9 月 26 日）：患者小便量恢复正常，上方改茯苓、猪苓用量为 10g，继续服用 10 剂，中药塌渍同前，嘱其保持大便通畅。

三诊（2020 年 10 月 8 日）：患者黄疸消退，畏寒不显。续服 10 剂，中药塌渍同前，巩固疗效。

病名	主症	辨证	治法	选药	选方
黄疸	身黄，目黄，小便黄	阴黄	利湿退黄	茵陈、肉桂（桂枝代）	茵陈术附汤
	怕冷，小便少，下肢浮肿	寒湿阻遏	温化寒湿	桂枝	五苓散

（二）病案分析

黄疸是临床常见病及多发病，以目黄、身黄、小便黄为主症。《金匮要略·黄疸病脉证并治》指出："黄家所得，从湿得之。"病因有外感和内伤两个方面，外感多属湿热疫毒所致，内伤常与饮食、劳倦、病后有关。病机为湿邪困遏脾胃，壅塞肝胆，疏泄失常，胆汁泛溢而发生黄疸。黄疸多分为阳黄、阴黄、急黄、余黄等。阳黄多因湿热所致，阴黄多因寒湿所致，急黄多因湿热时邪疫毒所致，余黄多因他病之后，黄疸残留。《圣济总录》云："大率多因酒食过度，水谷相并，积于脾胃，复为风湿相搏，热气郁蒸，所以发为黄疸。"多为阳黄。《类证治裁》云："脾脏寒湿不运，与胆汁浸淫，外泽肌肤，则发而为黄。"多为阴黄。指出黄疸病的形成，关键是湿邪为患。该患者既往乙型肝炎肝硬化病史 10 余年，结合症状及舌脉，辨证为黄疸之阴黄寒湿阻遏证。从"症 - 证 - 法 - 药 - 方"的选方角度考虑，药用利湿退黄之茵陈，结合患者身黄晦暗等表现，方用茵陈术附汤；患者怕冷、小便少，选药桂枝，选方五苓散。两方合用，共奏利湿退黄、温化寒湿之功。

（三）传承心得体会

茵陈术附汤出自《医学心悟》，由茵陈、附子、干姜、白术、甘草、肉桂组成，主要用于黄疸之阴黄寒湿阻遏证。方中茵陈利湿退黄，附子、干姜、白术温中健脾化湿。患者兼有小便不利、下肢浮肿，故选方五苓散，该方出自《伤寒论》，方中重用泽泻为君，以其甘淡，直达肾与膀胱，利水渗湿；臣以茯苓、猪苓之淡渗，增强其利水渗湿之力；白术、茯苓相须为用，佐以白术健脾，运化水湿。诸药合用，温化寒湿，温阳化气，则寒湿得除，黄疸自退。

二、师徒答疑

学生：茵陈具有利湿退黄、解毒疗疮之功，是治疗黄疸病的要药，而治疗黄疸的含茵陈的方剂在我国古代中医典籍中早有记载，具体有哪些？怎样运用呢？

老师：茵陈蒿汤出自《伤寒论》，由茵陈、栀子、大黄组成，主要用于治疗黄疸之阳黄热重于湿证。临床多见身目俱黄，黄色鲜明，发热口渴，心中懊侬，腹部胀闷，恶心呕吐，小便短少黄赤，大便秘结，舌苔黄腻，脉象弦数。病机为湿热熏蒸，困遏脾胃，壅滞肝胆，胆汁泛溢。治以清热通腑，利湿退黄。方中重用茵陈为君药，苦泄降下，善清热利湿，为治黄疸要药；栀子为臣药，清热泻火，助湿热从小便而去；大黄为佐药，泄热逐瘀，通利大便，导瘀热从大便而下。三药合用，利湿与泄热并进，通利二便，前后分消，湿邪得除，瘀热得去，黄疸自退。

茵陈五苓散出自《金匮要略》，由茵陈、泽泻、茯苓、猪苓、白术、桂枝组成，主要用于黄疸病中阳黄湿重于热之证。临床症状多见身目俱黄，黄色不及热重于湿鲜明，头身困重，脘腹痞满，食欲减退，恶心呕吐，腹胀，大便溏泄，舌苔厚腻微黄，脉濡数。病机为湿遏热伏，困阻中焦，胆汁不循常道。治以利湿化浊运脾，佐以清热。方中茵陈清热利湿；猪苓、泽泻利水渗湿；茯苓、白术健脾燥湿；桂枝温阳化气以助利水。诸药合用，以利水渗湿为主，清热为辅，佐以温阳化气，使水湿之邪从小便去，黄疸得除。

茵陈四逆汤出自《卫生宝鉴》，由茵陈、干姜、炙甘草、附子组成，主要用于黄疸病中阴黄阴寒内盛之证。临床多见黄色晦暗，皮肤湿冷，背恶寒，手足不温，身体沉重，神倦食少，口不渴，舌淡苔白，脉紧细。病机为阴寒内盛，寒湿滞留，肝胆失于疏泄。治以温里助阳，利湿退黄。方中茵陈利湿退黄；附子入心、脾、肾经，温壮元阳，破散阴寒；干姜入心、脾、肺经，温中散寒，回阳救逆，附子与干姜相须为用，相得益彰，助阳通脉。炙甘草之用有三：一则益气补中，使全方温补结合，以治虚寒之本；二则缓解干姜、附子峻烈之性；三则调和药性，并使药力作用持久。四药合用，利湿与散寒并进，湿邪得除，阴寒得散，黄疸自退。

第七节　虚则补其母，滋水以涵木

一、病例简述

（一）诊断现场

患者，男，67 岁，2020 年 10 月 9 日初诊。

患者 10 年前无明显诱因出现胁痛，自行口服中西药缓解，未重视。2 天前胁痛症状加重，为求中医药系统治疗来诊。

刻下症：胁痛，隐隐作痛，腰膝酸软，心烦易怒，手足热，口干，纳可，眠差，小便可，大便干，2～3 日 1 行。舌紫绛，苔少，脉细数。

既往史：乙型肝炎肝硬化病史 10 余年。

西医诊断：乙型肝炎肝硬化代偿期。

中医诊断：胁痛（肝肾阴虚，热结津亏）。

治法：滋补肝肾，清热生津。

处方：滋水清肝饮合增液汤加减。熟地黄 20g，当归 15g，白芍 20g，酸枣仁 20g，生地黄 30g，山茱萸 15g，山药 30g，牡丹皮 15g，泽泻 15g，茯苓 20g，柴胡 15g，栀子 10g，玄参 30g，麦冬 30g。7 剂，水煎取汁 450mL、150mL，早晚温服。

配合散结止痛塌渍方外敷肝区，红外线灯下照射 30 分钟，日 2 次，以增强散结止痛之效。

二诊（2020 年 10 月 19 日）：患者胁痛缓解，大便仍干，上方加大黄 3g，芒硝 3g（冲服），继续服用 7 剂。中药塌渍同前，嘱其保持大便通畅。

三诊（2020 年 10 月 30 日）：患者症状明显改善，大便日 2～3 次，上方去大黄、芒硝，续服 10 剂巩固治疗，中药塌渍同前。嘱患者畅情志、节饮食、避风寒，病情变化随诊。

病名	主症	辨证	治法	选药	选方
胁痛	胁痛，腰膝酸软	肝肾阴虚	滋补肝肾	熟地黄	滋水清肝饮
	大便干，口干	热结津亏	清热生津	玄参	增液汤

（二）病案分析

结合患者症状及舌脉，辨为胁痛之肝肾阴虚、热结津亏证。基于"症－证－法－药－方"的核心思想，本患胁痛隐隐兼有腰膝酸软，选药熟地黄，选方滋水清肝饮；兼有口干，大便干，选药玄参，选方增液汤，取增水行舟之意。患者首剂大便未通，加硝、黄取"津液不足，无水舟停者，间服增液，再不下者，增液承气汤主之"之意，通腑排毒。

（三）传承心得体会

滋水清肝饮出自清代高鼓峰所著的《医宗己任编》，书中记载"疏肝益肾汤，凡胃脱痛，大便秘结者，肝血虚也，此方主之，逍遥散所不能愈者，此方妙。柴胡、白芍、熟地、山药、萸肉、丹皮、茯苓、泽泻，加归身、枣仁、山栀，名滋肾清肝饮。"吴仪洛将"肾属水"而误以"肾作水"，故从其《成方切用》至今，均沿用"吴氏滋水清肝饮"之方名。方中熟地黄、山茱萸、山药为"三补"，以补肾阴为主；茯苓、泽泻、牡丹皮为"三泻"治标；当归、白芍、酸枣仁、柴胡、栀子滋养阴血，疏肝清热。诸药合用，共奏滋水泄热之功。患者阴津亏虚，大便不通，故用增液汤增水行舟，滋阴通便。方中重用玄参苦咸寒，养阴清热，增液润燥，为主药；麦冬甘寒，增液润燥；生地黄甘苦寒，养阴润燥，补而不腻，共为佐药。三药合用，养阴增液，使肠燥得润，大便自下，故名曰增液汤。本方乃咸寒苦甘法，为增水行舟之剂，然非重用不为功，故方中玄参、麦冬、生地黄用量均达 30g 之多。

二、师徒答疑

学生：关于滋水涵木之法，有怎样的历史渊源呢？

老师：关于肝与肾的关系，在《黄帝内经》中已有详细论述。《素问·大奇论》云："肾肝并沉为石水，并浮为风水，并虚为死，并小弦欲惊。肾脉大急沉，肝脉大急沉，皆为疝。"肝肾病理上的联系也可以反证生理上的联系，《素问·阴阳应象大论》云："北方生寒……肾生骨髓，髓生肝。"这里有五行学说介入进行归纳说理的一面，但"肾（水）生肝（木）"的认识，离不开"母病传子""子病及母"的病理观察及"虚则补其母，实则泻其子"的治疗反证。《素问·腹中论》云："病名血枯……若醉入房中，气竭肝伤，故月事衰少不来也。帝曰：治之奈何……岐伯曰：以四乌鲗骨一藘茹二物并合之。"指出血枯病的病机是血脱伤肝，肝病及肾，或精耗损肾，肾病及肝，最终肝肾同病，治疗上用"四乌鲗骨一芦茹丸"益肝强肾，此可谓肝肾同治的最早记载。

学生：本病充分体现了"肝肾同源"理论，关于该理论，老师有怎样独到的见解呢？

老师："肝肾同源"是"乙癸同源、肾肝同治"的简称，"乙癸同源"是指肝、肾的结构和功能虽有差异，但二者起源相同，密切相关。"源"，即"源泉"，班固《西都赋》言："源泉灌注，陂地交属。"引申为事物发生、发展和相互作用的根源。在先天，肝肾共同起源于生殖之精；在后天，肝肾共同受肾所藏先天之精的充养。肾生骨，髓生肝。"肾生骨髓"即肾生骨和髓，髓又分骨髓、脊髓、脑髓等，它们均由肾精化生，《素问·平人气象论》曰："藏真下于肾，肾藏骨髓之气也。"肾为肝之母，肝为肾之子。"髓生肝"即肾通过"髓"生养肝而发生母子关系。"源"又可理解为事物之间相关联的中心环节，故"乙癸同源"又指肝肾的结构和功能体系通过某些中心环节而密切相关。"肝肾同源于精血"意即肝肾的结构和功能体系通过"精血"这一中心环节而密切相关。"肾肝同治"的基本治疗法则是滋水涵木。"滋水"就是补肾精，损其肾者，益其精。肾主藏精，精是机体的本原，可化生其他物质，且能产生多种重要的生理效应，在体内起决定作用的细微物质，故肾精是肾阴和肾阳的物质基础，即由肾精化生肾阴和肾阳；肾阴和肾阳协同作用产生肾气，补肾的根本是益精；在补益肾精的基础上协调阴阳。"涵木"就是寓补肝于补肾之中，肝肾虚证，其补在肾，其协调在肝肾。通过"滋水涵木"以维持肾精与肝血相生，闭藏与疏泄统一，生发与涵养协调。

第八节　扶正化瘀散积聚

一、病例简述

（一）诊断现场

患者，女，68 岁，2020 年 10 月 16 日初诊。

患者 10 年前无明显诱因出胁肋刺痛，自行服中西药缓解，未重视。2 天前胁肋刺痛症状加重，为求中医药系统治疗来诊。

刻下症：胁肋刺痛，头痛，四肢疼痛，乏力，自汗，易感冒，纳可，眠差，小便可，大便干，3 日一行。舌紫暗，苔薄白，脉沉涩。

既往史：乙型肝炎肝硬化病史 10 余年。

西医诊断：乙型肝炎肝硬化代偿期。

中医诊断：积聚（瘀血阻滞，表虚不固）。

治法：活血化瘀，扶正固表。

处方：鳖甲煎丸合玉屏风散加减。鳖甲 15g，阿胶 10g，土鳖虫 10g，芒硝 5g，柴胡 15g，黄芩 10g，半夏 15g，党参 10g，阿胶 10g，干姜 5g，厚朴 15g，桂枝 15g，赤芍 20g，射干 10g，桃仁 10g，牡丹皮 15g，大黄 5g，葶苈子 5g，石韦 15g，瞿麦 10g，黄芪 10g，炒白术 15g，防风 10g。7 剂，水煎取汁 450mL、150mL，早晚温服。

　　配合散结止痛塌渍方外敷肝区，红外线灯下照射 30 分钟，日 2 次，以增强散结止痛之效。

　　二诊（2020 年 10 月 24 日）：患者胁痛缓解，上方续服 10 剂，中药塌渍同前，嘱其保持大便通畅。

　　三诊（2020 年 11 月 8 日）：患者大便通畅，上方去大黄、芒硝，续服 10 剂巩固治疗，中药塌渍同前。嘱患者节饮食、调情志、注意保暖，病情变化随诊。

病名	主症	辨证	治法	选药	选方
积聚	胁肋刺痛	瘀血阻滞	活血化瘀	鳖甲、桃仁	鳖甲煎丸
	自汗，易感冒	表虚不固	扶正固表	黄芪	玉屏风散

（二）病案分析

　　结合患者症状及舌脉，辨为积聚之瘀血阻滞、表虚不固证。基于"症 - 证 - 法 - 药 - 方"的核心思想，本患胁肋刺痛，选药鳖甲、桃仁，选方鳖甲煎丸，活血化瘀以散积消聚；本患兼有自汗、易感冒，选药黄芪，选方玉屏风散，以益气固表敛汗。

（三）传承心得体会

　　鳖甲煎丸，出自《金匮要略》。本方原治疟母结于胁下，今常治腹中癥瘕。癥瘕一病，亦属气滞血凝，巢元方说："癥瘕者皆由寒热不调，饮食不化，与脏气相搏所生也。"两者成因颇近，故均可用本方治之。方中鳖甲软坚散结，入肝经而搜邪，又能咸寒滋阴，起活血化瘀、软坚消癥之效，是为君药。臣以芒硝破坚散结，大黄攻积祛瘀，桃仁、牡丹皮、赤芍破血逐瘀，助君药以加强软坚散结的作用；再以厚朴调畅气机，瞿麦、石韦利水祛湿；半夏、葶苈子祛痰散结；柴胡、黄芩清热疏肝，干姜、桂枝温中通阳，以调畅郁滞之气机，消除凝聚之痰湿，平调互结之寒热，亦为臣药。佐以党参、阿胶补气养血，使全方攻邪而不伤正。综观全方，寒热并用，攻补兼施，升降结合，气血津液同治，集诸法于一方，攻邪不伤正，祛邪于渐消缓散之中。玉屏风散出自《医方类聚》，方中黄芪益气固表止汗为君；白术补气健脾为臣；佐以防风走表而散风邪，合黄芪、白术以益气祛邪，且黄芪得防风，固表而不留邪。

二、师徒答疑

学生：桂枝茯苓丸、大黄䗪虫丸、鳖甲煎丸均出自《金匮要略》，且功效相近，三者有何异同？

老师：《金匮要略》的桂枝茯苓丸、大黄䗪虫丸、鳖甲煎丸中均有桃仁和赤芍，均有活血化瘀的作用。

三方的不同用药：桂枝茯苓丸有桂枝、茯苓、牡丹皮；大黄䗪虫丸有大黄、虻虫、水蛭、土鳖虫、干地黄、杏仁、甘草；鳖甲煎丸有鳖甲、柴胡、干姜、大黄、桂枝、石韦、厚朴、牡丹皮、瞿麦、半夏、人参、土鳖虫、阿胶。由于这三方的组成差异，活血化瘀的强弱亦有不同，故具有不同的功效和主治。

三方的共同点是均具有活血化瘀的作用，主治瘀血内阻的各种病证。在功效和主治方面的不同之处分别为：①桂枝茯苓丸具有活血化瘀、缓消癥块之功，主治妊娠宿有癥病以致漏下不止，症见妇人素有癥块，妊娠漏下不止，或胎动不安，血色紫黑晦暗，腹痛拒按，或经闭腹痛，或产后恶露不尽而腹痛拒按者。②大黄䗪虫丸具有祛瘀生新的作用，主治虚而有瘀的五劳虚极，干血内停证，症见形体羸瘦，少腹挛急，腹痛拒按，或按之不减，腹满食少，肌肤甲错，两目无神，目眶暗黑。③鳖甲煎丸具有行气活血、祛湿化痰、软坚消癥之效，有寒热并用、攻补兼施、气血津液同治的特点，原主治疟母、癥瘕。

三方均有活血消瘀的作用。比较而言，桂枝茯苓丸活血化瘀的作用最轻，大黄䗪虫丸和鳖甲煎丸都具有较强的活血化瘀、消癥散结的作用，适用于瘀血内阻日久，积聚较重的病证。

第四章 慢性非萎缩性胃炎

第一节　"通"则不痛

一、病例简述

（一）诊断现场

患者，女，46 岁，2020 年 9 月 2 日初诊。

患者 1 个月前与邻居争吵后出现胃脘痛，频频叹息觉舒，自行服用药物（具体用药用量不详）后症状缓解，后每因情绪激动而复发，时轻时重。3 天前因生气、进食生冷后，上症加重伴呃逆，现为求中医药系统治疗来诊。

刻下症：胃脘痛，呃逆，胸闷，心烦，频频叹息，腹胀满，纳差，眠差，小便赤涩热痛，大便秘结不通，3 日一行。舌红苔黄，脉弦数。

既往史：慢性非萎缩性胃炎病史 5 年。

西医诊断：慢性非萎缩性胃炎。

中医诊断：胃脘痛（气机郁滞，腑气不通）。

治法：理气化滞，通腑祛邪。

处方：沉香化滞丸合导赤散加减。沉香 10g，莪术 10g，香附 20g，陈皮 20g，木香 10g，砂仁 5g，藿香 15g，炒麦芽 10g，神曲 20g，甘草 10g，木通 5g，淡竹叶 20g，生地黄 15g，大黄 6g。7 剂，水煎取汁 450mL、150mL，早晚温服。

二诊（2020 年 9 月 13 日）：服药后患者胃脘痛缓解，呃逆渐轻，胸闷、腹胀满得舒，小便赤涩热痛感消失，大便日一行。故上方减导赤散，大黄减至 3g，继服上方 7 剂。

三诊（2020 年 9 月 24 日）：服药后患者胃脘痛减轻，呃逆、腹胀消失，纳可，上方继服 7 剂而愈。

病名	主症	辨证	治法	选药	选方
胃脘痛	胃脘痛，呃逆	气机郁滞	理气化滞	沉香	沉香化滞丸
	心烦，小便赤涩热痛	小肠经热	清热利尿	木通	导赤散

（二）病案分析

清代医家林珮琴在其著作《类证治裁》中有云："胃脘当心下，主吸受饮食，若烦劳冷热，致气血痰食停瘀作痛，或肝气犯胃，及肾寒厥逆，皆能致之。"本案患者情志不畅，肝气疏泄失常，横逆犯胃，而致胃脘痛。《沈氏尊生书》曰："胃痛，邪干胃脘病也……唯肝气相乘为尤甚，以木性暴，以正克也。"本患为46岁女性，平素情志不遂，且胃病日久，脾胃本虚，肝木犯胃，中焦运化功能失常，气机失调，则出现胃脘痛，从"症－证－法－药－方"的选方角度考虑，本患胃脘痛、呃逆当首选调畅气机之药沉香，清代张璐《本经逢原》载："沉香专于化气，诸气郁结不伸者宜之。温而不燥，行而不泄。"又因患者存在腹胀满、呃逆、大便秘结、食滞胃脘、腑气壅塞之症状，故选明代吴旻辑《扶寿精方》中沉香化滞丸以理气疏肝，消积和胃。《太医院秘藏膏丹丸散方剂》载："此药治内伤生冷、炙爆、厚胃、坚硬之物，停滞不化，以致胸膈痞满，肚腹作痛，食不知味，或吐或泻，一切气滞之症。"患者心烦，心与小肠相表里，心火下移小肠，见小便赤涩热痛，选药木通，用木通类方导赤散以清心经、小肠经之热邪。

（三）传承心得体会

胃脘痛病变部位虽然在胃，但与肝的关系非常密切。正如《素问·六元正纪大论》所说："木郁之发，民病胃脘当心而痛。"人体是一个有机的整体，五行学说中，肝属木、脾胃属土，木气偏亢，而金又不能对木加以正常克制时，太过之木，便去乘土，使土更虚，正如叶天士在《临证指南医案》中所说"肝为起病之源，胃为传变之所""肝脏厥气乘胃入膈""厥阴顺乘阳明，胃土久伤，肝木愈横""厥阴之气上干，阳明之气失降"等，都是指肝胃之气不和，肝木犯胃侮土的病理机制。胃的生理功能是受纳、腐熟水谷，这依赖胃主通降的作用，即胃气宜保持通畅下降的趋势，脾与胃同居中焦，以膜相连，一脏一腑互为表里，脾主升清，胃主降浊，脾胃之气升降相因，是脏腑气机升降的枢纽，而肝主疏泄，调畅全身气机，对于气机的疏通、畅达、升发是一个重要的因素，脾胃之气升降正常和肝气的条达密不可分，肝气通则舒，脾健胃强。恼怒伤肝，肝气横逆，势必克脾犯胃，致中焦气机阻滞，脾失健运，胃失和降，不通则痛。现代医家刘渡舟也指出"肝胃之气，本又相通"，一脏不和，则两脏皆病，说明肝胃之间有着不可分割的关系。

心、胃位置相近、经络相系，经气连通而互相影响。《证治准绳》云："胃脘之受邪，非止其自病者多，然胃脘逼近于心，移其邪上攻于心。"胃不和，易动膈扰心，见心烦，心神不宁。心胃母子相依、气血相因，心属火，胃属土，二者之间存在火土相生的母子关系。若生克制化失衡，则会出现母病及子、子病犯母之病理状态，即心病及胃、胃病及心或心胃同病。《素问·经脉别论》中提到："食气入胃，浊气归心，淫精于脉。"脾胃为气血生化之源，为心血充盈提供物质基础，饮入于胃，上奉于心，充实百脉，以养神明。心为君主之官，为五脏六腑之大主，心气健运，则脾胃气机升降有序。可见气血由脾胃所生，为心所主，共奏五脏调和、阴平阳秘之功。脾胃为中焦枢纽，脾主升清，胃主降浊，斡旋失司，浊阴之气不降反升，逆乱于心，故《素问·逆调论》有云："胃不和则卧不安。"

二、师徒答疑

学生：老师如何看待下法在脾胃病中的运用？

老师：中医下法体现了"六腑以通为用"的实质，可贯穿整个治疗过程，使腑气得通，气机得畅，瘀滞不存，则病可去。金元时期由于战乱，民多脾虚，脾气不升。而今，生活水平的提高，更多的是胃气不降，腑气不通，人们的疾病谱更多是由气滞、食积、湿热所致，北方由于气候的原因，更多的是外寒而内热。《内经》云"治中焦如衡","衡"就是平衡，即升降的平衡。论治脾胃病多从腑气不降的状态入手，通调脾胃，临床应用效如桴鼓。腑气不降状态的病机关键是"滞郁"二字，滞是气滞，气机的升降失常，腑气不降。郁是食积、湿阻、血瘀，胃病及脾，脾胃合病。日久则出现虚实夹杂、气血不和、升降失常、寒热错杂、燥湿不济等加重病情，使病机更加复杂。因此在治疗腑气不降状态下的脾胃病时，要把通腑疗法贯穿始终，腑气通则诸病愈。且通腑疗法的应用不应仅局限于要有"下下之证"方可用之，或拘泥于"满、胀、燥、实"等攻下之症，应在临证时审证求因，辨证论治，一些疾病在发生发展的过程中，即使没有可下的实证表现，亦可根据疾病的转归及医者的治疗经验，适当应用下法，攻邪外出，下行分流，达到未病先防或已病防变的治疗目的，这正是在处方中加入大黄的原因。

第二节　清热平肝治奔豚

一、病例简述

（一）诊断现场

患者，女，50 岁，2020 年 10 月 9 日初诊。

患者 2 个月前因受惊吓后隐隐欲吐，不久觉胃脘部不适，喜揉喜按，未进一步诊治。1 个月前出现胃脘痞闷，自觉频频有气体从少腹上冲至咽喉，辗转就医，疗效不显，后经朋友介绍来诊。

刻下症：胃脘痞闷，胸前区憋闷，自觉频频有气体从少腹上冲至心胸及咽喉，发作时有濒死感，腹痛，心烦躁扰，往来寒热，平素情志不畅，善太息，纳少，眠差，小便可，大便成形，2 日一次。舌质红，苔薄白，脉弦。

既往史：慢性非萎缩性胃炎病史 6 年，焦虑抑郁状态 1 个月。

西医诊断：慢性非萎缩性胃炎。

中医诊断：奔豚（肝热气逆证）。

治法：清热疏肝，平冲降逆。

处方：奔豚汤加减。黄芩 15g，白芍 30g，川芎 20g，当归 20g，甘草 15g，姜半夏 10g，生姜 10g，葛根 30g，桂枝 30g，炙桑白皮 30g。5 剂，水煎取汁 450mL、150mL，早晚温服。

二诊（2020 年 10 月 19 日）：患者服药后胃脘痞满缓解，少腹气上冲感发作次数减少，情绪亦明显好转，继服上方 7 剂。

三诊（2020 年 10 月 30 日）：患者服药后胃脘痞满轻微，少腹气上冲感减弱，效不更方，继服上方 10 剂以善后。

病名	主症	辨证	治法	选药	选方
奔豚	气从少腹上冲胸咽	肝热气逆	清热疏肝平冲降逆	桑白皮（代）	奔豚汤

（二）病案分析

《金匮要略·奔豚气病脉证治》曰："奔豚病，从少腹起，上冲咽喉，发作欲死，复还止，皆从惊恐得之。""奔豚气上冲胸，腹痛，往来寒热，奔豚汤主之。"患者自觉频频有气体从少腹上冲至心胸及咽喉，腹痛，往来寒热，故辨为奔豚病。《金匮要略·奔豚气病脉证治》曰："病有奔豚，有吐脓，有惊怖，有火邪，此四部病皆从惊发得之。"指出本病缘于惊恐而发。惊则气乱，恐则气下。情志异常致气机逆乱而生诸病。肝主疏泄，调畅一身之气机，影响气血的运行、脾胃的正常生理功能、人的情志等。患者因惊恐损伤肝气，加之情志不畅，肝气郁结，气机升降失常，气逆于上，发为气从腹部上冲胸咽。《金匮悬解》云："奔豚之发，木胜而土败也。木邪奔发，气上冲胸，脾土被贼，是以腹痛。肝胆同气，木气上冲，胆木不得下行，经气郁迫，故往来寒热。以少阳之经，居半表半里之间，表阳里阴，迭为胜负，则见寒热之往来。"治疗以奔豚汤"甘草补土而缓中，生姜、半夏降胸膈之冲逆，黄芩、生葛清胆胃之郁热，芎、归、芍药疏木而润风燥，李根白皮清肝而下奔气也"。使肝血得充，肝脏疏泄功能得以恢复，胃气复其和降功能，人体气机运行复常，则诸症自愈。

（三）传承心得体会

奔豚汤出自《金匮要略》，方中李根白皮性味咸寒，专治奔豚气，《名医别录》载其"大寒，主消渴，止心烦逆，奔豚气"；《长沙药解》言其"入足厥阴肝经""下肝气之奔冲，清风木之郁热"。故为本方之主药而重用，现临床一般用川楝子或桑白皮代替，本案中使用桑白皮替之，重用平冲降逆之桂枝以增其效，取桂枝加桂汤之意。清代吴谦《医宗金鉴》记载："奔豚气上冲咽喉，发作欲死，是奔豚之甚者也。气上冲胸，腹痛，往来寒热，是奔豚之微者也。甚者以桂枝加桂汤，从肾逐阴降逆也；微者以奔豚汤，从心调血散逆也。""肝欲散"，故用半夏、生姜、葛根辛以散之；"肝苦急"，故以甘草之甘以缓之；肝体阴而用阳，故以当归、白芍、川芎入血以养之柔之；胆宜降宜利，故以黄芩苦寒以清泄之。《金匮要略编注》云："厥阴受风，相应少阳，则往来寒热，是以芎、归、姜、芍疏养厥阴、少阳气血之正，而驱邪外出；以李根专解表里风热，而清奔豚逆上之邪；黄芩能清风化之热；半夏以和脾胃，而化客痰。俾两经邪散，木不临脾，而肾失其势，即奔豚自退。"

二、师徒答疑

学生：奔豚病仅表现为少腹之气上冲吗？

老师：奔豚除常见的气起于少腹、止于胸咽外，尚可起于上中脘、腰部、双下肢，甚至二阴、颈部、面部等任何部位，亦可止于心下、胃脘、腹部、胁肋、四肢、头面部、二阴等部位。奔豚发病与易感人群的心理、性格、体质及遗传基因特质等因素有关。奔豚病好发于焦虑抑郁症患者，发作昼夜无定时，发作次数有偶而发作、经常发作、一日数次发作之别，持续时间多为瞬间或短时间，发作程度轻重不一，因人而异。奔豚有易复发的特点，其症状本身具有怪异性和多样性，加之奔豚气以外的伴随症状更加呈现出广泛性的特点，如《诸病源候论》载本病多见"心中踊踊，如事所惊，如人所恐，五脏不定，食饮辄呕，气满胸中，狂痴不定，妄言妄见"，或"气满支心，心下闷乱，不欲闻人声，休作有时，乍瘥乍极，呼吸短气，手足厥逆，内烦结痛，温温欲呕"。据此，可以大致判断奔豚气基本符合焦虑抑郁症的临床特征，故多从郁论治，尤以疏肝理气解郁、养血柔肝、平肝降逆等治法为主。

学生：在临床中，奔豚汤常与哪些方合用？

老师：临床治病，法因证立，方随法出，用方灵活，随症加减。奔豚气兼见心动悸，脉结代，可合炙甘草汤；兼见往来寒热，默默不欲饮食，心烦喜呕，可合小柴胡汤；兼见喜悲伤欲哭，象如神灵所作，数欠伸，可合甘麦大枣汤；兼见咽中如有炙脔，咯吐不出，吞咽不下，可合半夏厚朴汤；兼见大便不通，胸胁胀满，可合六磨汤；兼见腹痛作泻，泻后痛减，可合痛泻要方；兼见月经不调，乳房胀痛，可合逍遥散。

学生：中医的奔豚病对应西医的疾病是什么呢？

老师：奔豚病的临床表现主要为自觉症状明显，患者常有形象的症状描述，如有一股气从少腹或小腹上冲至胸部或咽喉，发作时有濒死感、窒息感，一段时间后症状可自行消失，其后可再次发作，病程上具有反复发作的特点，病史方面多与惊恐等情绪刺激有关。在现代疾病中，充分排除器质性疾病后，该症候群与精神系统多种疾病相似，其中常见的有惊恐障碍和躯体形式障碍。

惊恐障碍简称惊恐症，是以反复出现显著的心悸、出汗、震颤等植物神经症状，伴以强烈的濒死感或失控感，害怕产生不幸后果的惊恐发作为特征的一种急性焦虑障碍。本病常无明显诱因而突然发病，有多种植物神经症状，尤以心悸、气紧、头晕、汗出最为突出，大多伴有脾胃病方面的症状，在短时间内症状可迅速发展到高峰，伴有强烈恐惧感，持续时间很短便自行缓解，间歇期除有预期焦虑，担心再次发病外，可无其他不适症状，常反复发作，间歇期可长可短。

躯体形式障碍是一类以各种躯体症状作为主要临床表现，不能证明有器质性损害，或明确的病理生理机制存在，但有证据表明与心理因素或内心冲突密切相关的精神障碍，其临床类型有多种表现，如躯体化障碍、未分化躯体形式障碍、躯体形式植物神经功能紊乱、躯体形式疼痛障碍等。

第三节　平调寒热散痞满

一、病例简述

（一）诊断现场

患者，女，25岁，2020年9月12日初诊。

患者3个月前因贪凉饮冷后出现胃脘部胀满，自行前往当地医院行胃镜检查示慢性非萎缩性胃炎，遵医嘱口服药物治疗后缓解。其间上症时作时止，时轻时重。1周前无明显诱因上症加重，自行服用药物（具体不详）未见好转，为求中医药治疗来诊。

刻下症：胃脘部胀满，胃怕凉，喜按，按之柔软，恶心，倦怠乏力，纳少，眠差，小便黄，大便溏泻，日2~3次，舌淡苔黄，脉弦细。

西医诊断：慢性非萎缩性胃炎。

中医诊断：痞满（寒热错杂证）。

治法：平调寒热，散结除痞。

处方：半夏泻心汤加减。姜半夏12g，干姜10g，黄连5g，黄芩10g，党参15g，大枣10g，甘草10g，山楂15g，莱菔子20g，神曲20g。7剂，水煎取汁450mL、150mL，早晚温服。

二诊（2020年9月23日）：患者服药后胃脘部胀满明显改善，恶心消失，食量增加，大便成形，日1次。上方继服5剂，以善其后。

病名	主症	辨证	治法	选药	选方
痞满	胃脘部痞满，恶心，大便溏泻	寒热错杂	平调寒热，散结除痞	半夏	半夏泻心汤

（二）病案分析

"胃痞"简称"痞"，经常发生在胃脘及上腹部，造成患者不适的常见临床特征，是按之柔软、压之不痛的常见脾胃病。《素问·至真要大论》中说正常人如果不依照有节律的生活起居、饮食等习惯，损害人体的真阴，五脏内藏精华，最终导致"入五脏则真满痞塞"。《素问·异法方宜论》云："脏寒生满病。"患者贪凉喜冷饮，饮食不节，损伤脾胃之气，脾胃居中焦，为阴阳升降之枢纽，因中气虚弱，脾虚失其健运，湿邪内生，郁久化热，寒热互结，致脾胃失和，升降失职，塞而不通，遂成痞证。脾为阴脏，其气主升，胃为阳腑，其气主降，中气既伤，升降失常，清浊不分，故见呕吐、大便溏。治宜寒热平调，散结除痞，基于"症－证－法－药－方"的核心思想，选药半夏，用寒热平调、辛开苦降之代表方半夏泻心汤。寒热互用以和其阴阳，苦辛并进以调其升降，补泻兼施以顾其虚实，则痞自除。

（三）传承心得体会

半夏泻心汤出自《伤寒论》，曰："但满而不痛者，此为痞，柴胡不中与之，宜半夏泻心汤。"《金匮要略·呕吐哕下利病脉证治》言："呕而肠鸣，心下痞者，半夏泻心汤主之。"方中以辛温之半夏为君，散结除痞，又善降逆止呕。臣以干姜之辛热以温中散寒；黄连、黄芩之苦寒以泄热开痞。药用苦寒之黄芩、黄连，配以辛热之干姜、半夏。由于寒邪易伤阳气，为避免苦寒败胃，加人参、甘草、大枣培补中焦，起寒温并用、辛开苦降、甘苦并施之效，达到祛邪而不伤正气的目的。方中加入山楂、莱菔子、神曲以增强脾胃运化之功。诸药合用，宣上、和中、开下，以恢复中焦斡旋之功。

气机升降学说是中医学理论的重要组成部分，《素问·六微旨大论》曰：

"故非出入，则无以生长壮老已；非升降，则无以生长化收藏。是以升降出入，无器不有。"故脾之升清，胃之降浊，肝的升发，肠腑降泻，无不与气机升降有着密切的关系。若气机升降失常，出入无序，百病乃生。故治疗痞满强调应顺应脾胃升降之性，调畅气机升降，调理脏腑功能，通过药物升降浮沉作用趋势的双向性来恢复气机的正常运行，使脏腑功能恢复平衡。方中姜半夏味辛，《内经》云"辛走气，辛以散之"，辛能开通，可开痞散结，亦可应脾升之性助其升发清阳；芩连味苦，燥湿降泄，可除脾中之湿，亦顺胃降浊之性；辛温药与苦寒药相配伍，一阴一阳，一升一降，使气机调畅。在治疗中顺应"脾宜升则健，胃宜降则和"的生理特性，把恢复脾胃的生理功能贯穿于治疗的全过程。正如《临证指南医案》所云："脾胃之病，虚实寒热，宜燥宜润，固当详辨，其升降二字，尤为紧要。"注重以病机立法，围绕"脾胃为中焦之枢纽而调之"的治疗思路，在平调寒热的同时，兼顾中焦脾胃升降之性，从而脾升胃降，气机调畅，达到治疗的目的。

二、师徒答疑

学生：半夏泻心汤、生姜泻心汤、甘草泻心汤、大黄黄连泻心汤、附子泻心汤，此五者有何异？

老师：此五者同出于《伤寒论》，首创辛开苦降、寒温并用的治疗大法。五首泻心汤既有病因病机侧重点的不同，又有虚实和虚实夹杂之异。半夏泻心汤为小柴胡汤去柴胡、生姜，加黄连、干姜。本方以半夏为君，配干姜辛开温散，降逆止呕；黄芩、黄连苦寒降泄；人参、大枣、甘草健脾和胃，共起降逆开结、和中泄热消痞之功，主治中气虚弱、寒热错杂之痞证，《伤寒论》云："但满而不痛者，此为痞，柴胡不中与之，宜半夏泻心汤。"

生姜泻心汤即半夏泻心汤去干姜，加生姜四两而成。方中生姜、半夏利水和胃，降逆止呕；干姜温中化湿；黄芩、黄连泄热消痞；人参、大枣、甘草补中益气，共奏和胃利水消痞之功，主治胃阳虚弱、水热互结之痞证，《伤寒论》云："伤寒汗出，解之后，胃中不和，心下痞鞭，干噫食臭，胁下有水气，腹中雷鸣下利者，生姜泻心汤主之。"

甘草泻心汤即半夏泻心汤加大炙甘草用量而成，方中重用炙甘草调中补虚，配合辛开苦降之品，主治再次误下，脾胃重虚之痞，《伤寒论》云："伤寒中风，医反下之，其人下利日数十行，谷不化，腹中雷鸣，心下痞鞕而满，干呕，心烦不得安。医见心下痞，谓病不尽，复下之，其痞益甚，此非结热，但以胃中虚，客气上逆，故使硬也，甘草泻心汤主之。"

大黄黄连泻心汤药用大黄泄营分之热；黄芩、黄连泄气分之热，共奏清热消痞之功。主治关脉浮之热痞证，其脉浮非表证，乃邪热壅聚中焦之候，《伤寒论》云："心下痞，按之濡，其脉关上浮者，大黄黄连泻心汤主之。"

附子泻心汤中大黄、黄连、黄芩苦寒清热消痞，附子辛热温经回阳，诸药共奏扶阳泄热消痞之功。主治痞而复恶寒汗出之阳虚痞证，《伤寒论》云："心下痞，而复恶寒汗出者，附子泻心汤主之。"

由此可见，半夏泻心汤治寒热交结之痞；生姜泻心汤治水与热结之痞；甘草泻心汤治胃虚气结夹湿之痞；大黄黄连泻心汤治误下邪陷、内热壅盛之痞；附子泻心汤治邪热有余而卫阳不足之痞。临床施治应方随法变，药因证异，遣药组方必须谨守病机，以达"方之精，变也"之境界。

第四节　以"补"开"塞"

一、病例简述

（一）诊断现场

患者，女，23 岁，2019 年 11 月 4 日初诊。

患者 1 个月前因忙于考研，饮食不规律，出现脘腹痞闷，胀满不适，自行在家服用药物治疗（具体不详）可缓解，未系统检查与治疗。1 周前上症加重伴反酸，自行服用药物（具体不详），未见好转，为求中医治疗来诊。

刻下症：脘腹痞闷，胀满不适，反酸，饮食不消，神疲乏力，少气懒言，倦怠嗜卧，语声低微，纳呆，眠可，小便可，大便干结，2~3日一行，舌淡苔白，脉弱。

既往史：慢性非萎缩性胃炎病史2年。

西医诊断：慢性非萎缩性胃炎。

中医诊断：痞满（脾胃虚弱，饮食停滞）。

治法：益气健脾，消痞和中。

处方：补中益气汤合枳术丸加减。党参15g，黄芪50g，炒白术20g，陈皮15g，升麻15g，柴胡15g，当归20g，甘草10g，炒枳实10g，海螵蛸30g，煅瓦楞子30g。5剂，水煎取汁450mL、150mL，早晚温服。

二诊（2019年11月14日）：患者服药后脘腹胀满、反酸减轻，乏力改善，大便通畅，日1次。故上方去海螵蛸，7剂。嘱患者规律饮食，适当运动，增强体质。

三诊（2020年11月25日）：患者服药后脘腹胀满轻微，乏力不明显，纳可。效不更方，继服5剂。诸症愈。

病名	主症	辨证	治法	选药	选方
痞满	神疲乏力，少气懒言	脾胃虚弱	益气健脾	黄芪	补中益气汤
	脘腹痞闷，饮食不消	饮食停滞	消痞和中	枳实	枳术丸

（二）病案分析

痞满作为一种自觉症状首见于《素问·太阴阳明论》，云："饮食不节，起居不时，阴受之……入五脏则䐜满闭塞。"指出不按时吃饭、暴饮暴食的人，阴受之。人体内，脏属阴在里，腑属阳在表，所以五脏伤则气机不利，遂成痞满。该患者饮食不节，时饥时饱，损伤脾胃，饮食自倍，肠胃乃伤，饮食饥饱失常，脾胃受损，气机升降不利而发此病。患者学习压力大，忧思多虑，《素问·六元正纪大论》曰："木郁之发……民病胃脘当心而痛，上肢两胁，膈咽不通，食饮不下。"指出情志不畅或忧思伤脾，导致气机不畅而发此病。患者脾胃虚弱，脾胃为营卫气血生化之源，脾胃气虚，纳运乏力，故见纳呆，少气懒言。从"症－证－法－药－方"的选方角度考虑，此为典型的气虚之证，治宜补气为首，选药黄芪，投以补中益气汤。《本草正义》言："凡饥饱劳役，脾阳下陷，气怯神疲者，及疟久脾虚，清气不升，寒热不止者，授以东垣之补中益气汤，无不捷效……而中州之大气斡旋矣。"脾主运化，胃主受纳腐熟饮食物，二者功能正常则饮食得消，然患者脾胃虚弱，生理功能失常，故见脘腹胀满，饮食不消，故合以枳术丸消痞和中。

（三）传承心得体会

痞满的病机关键是中焦气机壅塞，脾胃升降失司。虽然表现以闭塞不通为主，但究其本质，有实痞和虚痞之分，切不可概以破气消积，以伤脾胃之气。因邪实气滞而成痞者，应以祛邪为主，并调畅气机；因脾胃虚弱而成痞者，当以补脾固中气为主，兼以祛邪。本患者以脾胃虚弱为主，兼见饮食内停，故选李东垣《脾胃论》中的补中益气汤、枳术丸合用。补中益气汤中黄芪重用为君，其性甘温，入肺、脾经，补中气，固表气。然其性虽温补，而能通调血脉，流行经络，可无碍于壅滞也。人参大补元气；炙甘草补脾和中，《医宗金鉴》载"黄芪补表气，人参补里气，炙甘草补中气"，三药相配大补一身之气。白术补气健脾，助脾运化，以资气血生化之源；其气既虚，营血亦亏，故用当归以补养营血，且"血为气之宅"，使所补之气有所依附；陈皮理气和胃，使诸药补而不滞；升麻、柴胡与人参、黄芪配伍，可升提下陷之中气。《本草纲目》言"升麻引阳明清气上行，柴胡引少阳清气上行，此乃禀赋虚弱，元气虚馁，及劳役饥饱，生冷内伤，脾胃引经最要药也"。枳术丸中白术健脾益气，以助脾之运化；枳实破气化滞，消痞除满。白术用量倍于枳实，以补为主，寓消于补。患者兼见反酸，故加海螵蛸、煅瓦楂子以制酸。

二、师徒答疑

学生：治疗脾胃病时我们该如何灵活运用塞因塞用法？

老师：《素问·至真要大论》中明确提到："逆者正治，从者反治；从少从多，观其事也。"塞因塞用法指的是运用补益的药物来治疗虚性闭塞不通的病证。如该病患者因脾气虚弱，而出现纳呆、脘腹胀满时，当以补开塞，针对病证虚损不足的根本而治，是中医典型的反治法。举一反三，我们在临床上遇到满、胀、不通等症时，究其根本，凡是因虚所致，就可以用之。可见塞因塞用法强调的是要辨别病证的本质，正如《证治准绳》所言："更要分别寒热逆实，其脏腑之气本盛，被邪气填塞不行者为实；脏腑之气本不足，因邪气所壅者为虚。实者祛之，虚者补之。"

学生：老师，在临床中治疗脾胃病时我们应该注意什么？

老师：治疗脾胃病的过程即恢复脏腑正常生理功能的过程，在疾病的治疗过程中要把握三个基本原则。首先，健护脾胃，脾胃乃气血生化之源，后天之本，为气机升降之枢纽。其次，准确掌控寒凉药物的使用剂量，黄连、黄芩均为常用的清胃肠伏火药物，现代研究也证实二者对幽门螺杆菌有一定的杀灭效果，但对于寒热错杂或胃热炽盛的患者不可一味过用苦寒泻火药物，过犹不及，谨防苦寒伤胃。最后，调畅情志，肝为将军之官，主一身气机，肝胆互为表里，同主疏泄，过劳忧思最易伤肝，肝郁气滞，胆胃气逆，木横逆犯土，脾不能升，热毒内蕴，胃络瘀阻等，标本之间形成恶性循环，致使病情缠绵难愈，治疗中注意调畅气机，往往能起到画龙点睛的效果。

第五节　祛寒泻火止胃痛

一、病例简述

（一）诊断现场

患者，女，65 岁，2020 年 10 月 26 日初诊。

患者 2 年前因受凉后出现胃脘痛，自行口服药物后缓解，其间上症时有发作。1 周前无明显诱因，上述症状加重伴烧心，现为求中医药治疗来诊。

刻下症：胃脘部冷痛，遇寒加重，烧心，口干口臭，四肢不温，纳差，眠可，小便可，大便不成形，日 1～2 次，舌质淡红，边有齿痕，苔黄白相间，脉弦。

既往史：慢性非萎缩性胃炎病史 2 年。

西医诊断：慢性非萎缩性胃炎。

中医诊断：胃脘痛（寒热错杂证）。

治法：温中散寒，清泻胃火。

处方：黄芪建中汤合泻黄散加减。白芍 20g，黄芪 50g，桂枝 20g，甘草 10g，生姜 10g，大枣 10g，石膏 50g，栀子 15g，防风 20g，广藿香 20g，饴糖 10g。5 剂，水煎取汁 450mL、150mL，早晚温服。

二诊（2020 年 11 月 6 日）：患者胃脘部冷痛、烧心、口干稍有缓解，口臭、四肢不温减轻，纳差，眠可，小便可，大便成形，日 1 次。继服上方 7 剂。

三诊（2020 年 11 月 17 日）：服药后患者烧心、口干、口苦、口臭症状基本消失，故上方去泻黄散，继服 7 剂而愈。

病名	主症	辨证	治法	选药	选方
胃脘痛	胃脘部凉痛，遇寒加重	脾胃虚寒	温中散寒	桂枝	黄芪建中汤
	烧心，口干，口臭	胃火炽盛	清泻胃火	石膏	泻黄散

（二）病案分析

"胃脘痛"首载于《内经》，其中关于症状的记载和病因病机的论述，为后世医家研究和诊治本病奠定了理论基础。胃脘痛的基本病机是胃气阻滞，胃失和降，不通则痛。该患者为老年女性，年老体虚，加之外感寒邪，寒气客于胃络，胃络拘急不通，不通则痛，故发为胃痛。寒气久居，脾胃气机升降失常，郁滞于内，郁而化热，见寒热错杂证。在治疗寒热错杂证时，可用黄芪建中汤合泻黄散加味的寒热并用之法，根据偏重的不同可酌情调整药物剂量，燮理寒热，使得升降相合，拨乱反正。

（三）传承心得体会

本患有胃脘部冷痛，遇寒加重，此为脾胃虚寒，治宜温中散寒，选桂枝类方黄芪建中汤。烧心、口干、口臭为典型的石膏证，治宜清热泻火，投以石膏类方泻黄散。黄芪建中汤出自《金匮要略》，因其功能为健运中焦脾胃之气，故名"建中"。正如《伤寒溯源集》所说："建中者，建立中焦之脾土也。盖脾为五行之主，四脏之本，即《洪范》建中立极之义也。中气虚馁，脾弱不运，胃气不行，致心中悸动，故以建立中气为急也。"方中黄芪尤善补虚，《金匮要略心典》曰："急者缓之必以甘，不足者补之必以温，而充虚塞空，则黄芪尤有专长也。"饴糖补虚养五脏，缓急止痛，辅以桂枝通补一身之阳气；白芍养血滋阴，调和肝脾；饴糖伍桂枝，辛甘化阳以补中虚；饴糖伍白芍，酸甘化阴以缓里急；佐以炙甘草、大枣、生姜温中补虚而缓里急，且能调和药性。诸药合用，共奏养五脏、健中焦、补诸虚之功。泻黄散出自宋代钱乙《小儿药证直诀》，方中石膏、山栀泄脾胃积热为君，《本草新编》

言："胃热多食，胃热不食，唯泻胃火而瘥。祛痰火之积，止胃脘之痛，发狂可安，谵语可定，乃降火之神剂，泄热之圣药也。"防风疏散脾经伏火为臣，藿香叶芳香醒脾为佐，甘草泻火和中为使。诸药配伍，共奏泻脾胃伏火之功。黄芪建中汤与泻黄散合用，寒热平调，效如桴鼓。

二、师徒答疑

学生：老师是如何理解脾胃病寒热错杂证的？

老师：中医八纲辨证是寒热、虚实、阴阳、表里辨证，而阴阳辨证又为八纲辨证的总纲。《素问·阴阳应象大论》曰："善诊者，察色按脉，先别阴阳。""阴阳者，天地之道也，万物之纲纪，变化之父母，生杀之本始，神明之府也。"强调了阴阳的重要性，也就是医生在治病时必须寻求阴阳这个根本问题，辨清阴阳是治疗疾病的关键。而在临床中，患者的病情又十分复杂，临床表现往往不是单一的寒热症状。就该患者而言，通过烧心、口干、口臭等症状，可知其胃中有热，属阳；胃怕凉、四肢不温、大便不成形、舌质淡红、边有齿痕等症状，可知其脾胃虚寒属阴。综合来看患者素体脾胃阳虚，又有胃中伏火，可辨为寒热错杂之证。

寒热错杂证的形成可概括为以下三种情况：一是先有热证，复感寒邪，或先有寒证，复感热邪；二是先有外感寒证，寒郁而化热，虽已入里，但表寒未解；三是机体阴阳失调，出现寒热错杂。本患者寒热错杂证属第三种情况。脾属五脏，藏精气而不泻，故满而不能实。胃归六腑，传化物而不藏，故实而不能满。脾胃虽然生理上纳运相助，升降相因，燥湿相济，相辅相成，但又可谓大不相同。脾胃易受外感六淫、饮食、情志等影响而易寒易热；脾胃虚弱，运化失司，复感寒邪，均可导致寒热错杂、虚实互见的证候。

脾胃病的特点是"实则阳明，虚则太阴"，脾的病理特点是"阳气不足，阴气有余"，胃的病理特点是"阳常有余，阴常不足"。脾病的常见病理基础为脾气虚、脾阳不振，从而引起病性寒化，故脾病多见虚证、寒证；胃病的常见病理基础为胃气壅盛，从而引起病性热化，故胃病多见实证、热证。脾胃功能失调，表里、虚实、寒热互相转化影响，脏腑功能失调，虚实、寒热夹杂，则形成虚实寒热错杂之证。

第六节 温阳通络，散寒止痛

一、病例简述

（一）诊断现场

患者，女，20岁，2020年9月13日初诊。

患者2年前因受凉后出现胃脘部疼痛，自行热敷后好转。其间上症时作时止，未予系统治疗。2天前因纳食生冷后上症加重，行胃镜检查示慢性非萎缩性胃炎。为求中医治疗来诊。

刻下症：胃脘痛，喜温喜按，呕吐清水，腹胀，头痛，颠顶尤甚，手足厥冷，纳差，眠可，小便可，大便溏，日2次。舌质淡，苔薄白，脉弦细。

西医诊断：慢性非萎缩性胃炎。

中医诊断：胃脘痛（肝胃虚寒，血虚寒厥证）。

治法：散寒止痛，养血通脉。

处方：吴茱萸汤合当归四逆汤加减。吴茱萸15g，党参15g，生姜20g，甘草10g，当归20g，白芍20g，桂枝15g，细辛6g，大枣15g，通草15g。7剂，水煎取汁450mL、150mL，早晚温服。

二诊（2020年9月24日）：服药后患者胃脘痛减轻，时有呕吐清水，腹胀、头痛、手足厥冷好转，纳差，眠可，小便可，大便稍不成形，日2次。继服上方7剂。

三诊（2020年10月5日）：服药后患者胃脘痛、头痛明显改善，手足觉温，纳可，眠可，小便可，大便成形，日1次。上方继服7剂，以固其效。

病名	主症	辨证	选药	选方
胃脘痛	胃脘痛，呕吐清水，颠顶痛甚	肝胃虚寒	吴茱萸	吴茱萸汤
	喜温喜按，手足厥冷	血虚寒厥	桂枝	当归四逆汤

（二）病案分析

根据患者症状及舌脉表现辨为胃脘痛之肝胃虚寒、血虚寒厥证。肝胃虚寒，胃失和降，气机不通则见胃痛；胃气上逆则见呕吐清水；厥阴之脉夹胃属肝，上行与督脉会于头顶部，胃中浊阴循肝经上扰于头，故颠顶头痛；浊阴阻滞，气机不利，故见腹胀；肝胃虚寒，阳虚失温，故手足厥寒。许宏《金镜内台方议》言："干呕，吐涎沫，头痛，厥阴之寒气上攻也。吐利，手足逆冷者，寒气内甚也；烦躁欲死者，阳气内争也；食谷欲呕者，胃寒不受食也；以此三者之证，共用此方者，以吴茱萸能下三阴之逆气为君，生姜能散气为臣，人参、大枣之甘缓，能和调诸气也，故用之为佐使，以安其中。"吴茱萸汤是治疗肝胃虚寒、浊阴上逆的常用方，临床应用以食后欲吐，或颠顶头痛，干呕吐涎沫，畏寒肢凉，舌淡苔白，脉弦细为辨证要点。临床使用时可随症加减，呕吐较甚者，可加半夏、陈皮、砂仁等以增强和胃止呕之力；头痛较甚者，可加川芎以加强止痛之功；肝胃虚寒重者，可加干姜、小茴香等温里祛寒。当归四逆汤出自《伤寒论》，为治血虚寒厥证的代表方，也是养血温经散寒的常用方。

（三）传承心得体会

本患有胃脘痛、呕吐清水、头痛颠顶尤甚等症状，此为肝胃虚寒，治宜散寒止痛，选药吴茱萸，结合余症，选方吴茱萸汤。腹部喜温喜按、手足厥冷、舌淡苔白、脉细为典型的血虚寒厥证，治宜养血通脉，药选桂枝，合桂枝类方当归四逆汤。吴茱萸汤在《伤寒论》中共出现4次，"食谷欲呕，属阳明也，吴茱萸汤主之""少阴病，吐逆，手足逆冷，烦躁欲死者，吴茱萸汤主之""干呕，吐涎沫，头痛者，吴茱萸汤主之""若其人内有久寒者，宜当归四逆加吴茱萸生姜汤主之"。可见仲景将吴茱萸汤用于治疗胃气虚寒或肝寒犯胃之证。清代柯琴在《伤寒来苏集》中说："呕而无物，胃虚可知矣；吐惟涎沫，胃寒可知矣……吴茱萸温中散寒，则吐逆可除；人参安神定志，则烦躁可止；姜枣调和营卫，则手足自温，头痛自瘳矣。"中焦胃气虚弱，虽勉强呕吐以祛邪，但正气不足以鼓邪外出，故见干呕无物。气本属阳，气虚日久，阴寒内生，浊阴上泛，故呕吐为清水涎沫。方中以吴茱萸、生姜暖胃止呕，以人参、大枣甘缓补虚，顾护中气。姜枣相合，调和营卫，营卫和者病自愈，手足复温，头痛可去。成无己在《伤寒明理论》中说："头痛谓邪气外在经络，上攻于头所致。"《难经》曰："三阳经受风寒，伏留而不去，则名厥头痛……干呕吐涎沫者，吴茱萸汤主之者是矣。"当归四逆汤出自《伤寒论》，曰："手足厥寒，脉细欲绝者，当归四逆汤主之。"本方以桂枝汤去生姜，倍大枣，加当归、通草、细辛组成，温阳与散寒并用，养血与通脉兼施，温而不燥，补而不滞。

二、师徒答疑

学生：本案患者手足厥冷用当归四逆汤而不是四逆汤，二者在用时有什么区别呢？

老师：当归四逆汤因其有"四逆"二字，常与"四逆汤"进行比较。《伤寒明理论》言四逆汤："四逆者，四肢逆而不温也，四肢者，诸阳之本，阳气不足，阴寒加之，阳气不相顺接，是致手足不温，而成四逆也。此汤申发阳气，却散阴寒，温经暖肌，是以四逆名之。"若从厥阴病的发生性质而言，因本经病是"阳生之机"，不可大热或大寒，故当代医家赵桐认为"（厥阴病）先厥者，屈阴以救阳，温通之当归四逆足矣"，而四逆汤"只宜至阴寒水之少阴，而不宜厥阴风木之厥阴"。若从厥阴病的寒热之性而言，厥阴主肝，而胆藏肝内。因此，厥阴的热证，实际皆为少阳相火内发。手足厥冷是厥阴伤寒的外在表现，外虽寒而脏不寒，手足越冷则肝胆越热，即所谓

"厥深者热亦深"。因此，如四逆汤等大辛大热之品若用于此实为"火上浇油"，而被誉为"厥阴伤寒之表药"的当归四逆汤则恰为其所设。

第七节　清泻胃火降呃逆

一、病例简述

（一）诊断现场

患者，男，30 岁，2020 年 10 月 23 日初诊。

患者 5 天前发热，自行服用布洛芬，大汗后热退，3 天前食辛辣黏腻食物后出现呃逆，呃声洪亮，不能自止，就诊于吉林省某三甲医院，行胃镜检查示慢性非萎缩性胃炎。现为求中医治疗来诊。

刻下症：呃逆，呃声洪亮，不能自止，口干，贪喜冷饮，饮不解渴，纳可，眠可，小便黄，大便秘结，3 日一行，排便费力。舌质红，苔黄，脉数。

西医诊断：慢性非萎缩性胃炎。

中医诊断：呃逆（胃火上逆，津亏腑实）。

治法：和胃降逆，通腑泄热。

处方：竹叶石膏汤合小承气汤加减。竹叶 20g，石膏 80g，党参 15g，麦冬 20g，粳米 20g，姜半夏 10g，甘草 10g，大黄 6g，厚朴 15g，炒枳实 15g。7 剂，水煎取汁 450mL、150mL，早晚温服。

二诊（2020 年 11 月 3 日）：患者服药后呃逆缓解，口干渴减轻，小便黄，大便成形，2 日 1 次。上方石膏减至 50g，大黄减至 3g，7 剂。

三诊（2020 年 11 月 14 日）：患者服药后呃逆轻微，能自制，口干渴大减，纳可，眠可，大便日 1 次，成形。效不更方，继服上方 7 剂。

病名	主症	辨证	治法	选药	选方
呃逆	呃声洪亮，口干渴，喜冷饮	胃火上逆	和胃降逆	石膏	竹叶石膏汤
	大便秘结	津亏腑实	通腑泄热	大黄	小承气汤

（二）病案分析

呃逆指胃气上逆动膈，以气逆上冲，声短而频，难以自制为主。《素问·宣明五气》曰："胃为气逆，为哕。"其中记载的哕即本病，《景岳全书》明确提出"哕者，呃逆也"。说明早在《内经》时代已认识到呃逆的病机为胃气上逆。《景岳全书》云："然致呃之由，总由气逆。气逆于下，则直冲于上，无气则无呃……此病呃之源，所以必由气也。皆其胃中有火，所以上冲为呃。"过食辛辣膏粱、肥甘厚味之品，或过度使用温补之药，致胃中积热、邪热内炽、热引气逆而动膈，或火邪外犯，炎上攻伐，灼伤膈肌，此宜清胃降逆、泄热止呃；若阳明热盛，损伤胃阴，虚热灼伤胃络，胃失濡养，气失和降，上逆动膈而呃，宜用益胃生津、降逆止呃之法。本案患者嗜食辛热，胃肠积热，郁而化火，燥热内生，阳明腑实，气不顺行，反而上逆，故发为呃逆，呃声洪亮；阳明热盛，灼伤胃津，故口干而喜冷饮；热结肠道，津液被灼，故大便不通，排便费力；舌质红，苔黄，脉数，均为胃热内盛、灼伤津液、腑气不通之象。治宜清泻胃火，通腑泄热，选石膏类方竹叶石膏汤合小承气汤，使胃火得清，津液得复，腑气得通，气逆得降，呃逆自止。

（三）传承心得体会

竹叶石膏汤出自《伤寒论》，能清热和胃，益气生津，除烦，降逆止呕。竹叶石膏汤与白虎汤、麦门冬汤同出一门，此方取白虎汤之清热力强之效，又取麦门冬汤清养肺胃，降逆合中之功，加之以竹叶为君，此药寒冬不凋，能启动阴津，以行于周身。方中大剂石膏、竹叶清气分之热，《本草崇原》曰："石膏质重性寒，清肃阳明之热气。"张隐庵描述石膏"纹理色白，能通胃中之逆气"。据《本草求真》记载："竹叶，属清利之品，合以石膏同治，则能解除胃热，而不致烦渴不止。"故为主药。辅以人参、麦冬益气养阴。《神农本草经》谓："麦冬，主胃络脉绝，羸瘦短气。"佐以半夏和胃降逆止呕，半夏得麦冬则不燥，麦冬得半夏则不腻。使以甘草、粳米益胃和中，防竹叶、石膏寒凉伤胃。本方善走中焦，对于以胃热、气阴两虚、胃气上逆为主要病机的脾胃病有良好的效果。小承气汤亦出自《伤寒论》，方中大黄泄热通便，厚朴行气除满，枳实破气。诸药合用，轻下热结，使腑气得通，邪有出路。

二、师徒答疑

学生：老师，呃逆的发生单责之于胃吗？与其他脏腑有什么关系呢？

老师：呃逆每多责之于胃，然非独胃气上逆，而是与肺、脾、肝、肾、心密切相关，应根据其病史、临床表现等明确因何脏腑病变所致。呃逆发生的主要病机是胃气上逆动膈，然而，人体是一个有机的整体，各个脏腑之间在功能上相互协调，相互作用，在病理上相互影响。心肺居上焦，其阳宜降，肝肾居下焦，其阴宜升，脾胃斡旋于中，升清降浊，如此"而成地天交之泰矣"。可见人体三焦是有机的统一体，共主气化升降出入运动，三焦各部为病亦是可相互影响的。如《伤寒论》云："三焦不归其部，上焦不归者，噫而酢吞。"指出上焦不归则浊气不降。《医方考》曰："下焦呃逆其声长，虚邪相搏也。"指出下焦为病可致呃逆。可见呃逆不只关乎中焦，亦由上下二焦而主。呃逆病因复杂，临证须四诊合参，细辨病因，"必伏其所主，而先其所因"，以求速愈患者之苦。

学生：呃逆为气机逆乱向上，那我们在临床中是不是可以见呃便降逆呢？

老师：治疗呃逆不能一味地降逆，在治疗过程中应在重视中焦脾胃（气机升降枢纽）的同时，强调从五脏（心、肺、肝、脾、肾）治疗顽固性呃逆的综合作用，从整体出发，从根本上消除导致呃逆发生的原因。正气存内，邪不可干，邪之所凑，其气必虚。《灵枢·口问》记载："故邪之所在，皆为不足。"《灵枢·百病始生》也记载："此必因虚邪之风，与其身形，两虚相得，乃客其形。"人体脏腑功能正常，正气旺盛，则不会出现正虚感邪而发呃逆。因此，在治疗呃逆的过程中，要究其根本，恢复脏腑的生理功能，而不是见逆止逆。同时以调理脏腑气机为大法，除和胃降逆外，辨证后应辅以宣肺、健脾、疏肝、补肾、养心之法，升清降浊，去除阻遏气机和降之邪，开其通降之门，令上逆之气有下行之路，呃逆方除。呃逆病因复杂，虚实相兼，治疗宜辨证准确，用药精当，则"但察其因而治其气，自无不愈"。

第八节　清热祛湿安中焦

一、病例简述

（一）诊断现场

患者，男，29 岁，2020 年 11 月 9 日初诊。

患者 2 个月前因熬夜后出现干呕，未系统治疗，经调整作息后缓解，其间上症反复发作。1 个月前于当地医院行胃镜检查示慢性非萎缩性胃炎。自行口服药物（具体用药用量不详）后缓解。3 天前因聚餐后上症加重伴胃胀，为求中医治疗来诊。

刻下症：恶心，干呕欲吐，口干，胃胀，纳差，眠可，小便黄，大便黏腻不爽，2 日 1 次。舌红，苔黄腻，脉弦滑。

西医诊断：慢性非萎缩性胃炎。

中医诊断：呕恶（气郁痰扰，湿热蕴胃）。

治法：清热利湿和胃，理气化痰止呕。

处方：黄连温胆汤加减。黄连 10g，陈皮 15g，甘草 20g，竹茹 20g，生姜 10g，大枣 20g，姜半夏 10g，炒枳实 15g，茯苓 30g，大黄 3g。7 剂，水煎取汁 450mL、150mL，早晚温服。

二诊（2020 年 11 月 20 日）：服药后患者呕恶缓解，胃胀减轻，口干轻微，纳差，眠可，小便黄，大便日 1 次，稍不成形。上方去大黄，7 剂。

三诊（2020 年 11 月 30 日）：服药后患者呕恶消失，胃胀轻微，纳可，眠可，小便黄，大便成形，日 1 次。嘱其清淡饮食，规律作息，病情变化随诊。

病名	主症	辨证	治法	选药	选方
呕恶	恶心，干呕欲吐	胆郁痰扰 湿热蕴胃	清热利湿和胃 理气化痰止呕	黄连 半夏	黄连温胆汤

（二）病案分析

呕恶是以胃失和降为主要表现的一种疾病，广义的呕恶指恶心呕吐、呕吐酸腐、干呕气逆、呕吐痰涎等，本病例呕恶特指干呕。干呕始见于《伤寒论》，曰："太阳中风，阳浮而阴弱。阳浮者，热自发，阴弱者，汗自出。啬啬恶寒，淅淅恶风，翕翕发热，鼻鸣干呕者，桂枝汤主之。"干呕是临床常见疾病，患者表现为仅有呕吐动作及声音，而无胃内容物吐出，常伴有恶心、咽部异物感、胃脘胀满不舒、嗳气等症状。《诸病源侯论》云："干呕者，胃气逆故也。但呕而欲吐，吐而无所出，故谓之干呕。"本病多因外感六淫、饮食不节、七情内伤、体弱气虚而发。感受外邪，伤于饮食，扰动胃气，胃气不降反逆而上行，故作干呕。本患者饮食不节，嗜食肥甘厚味、生冷酒醴等损伤脾胃，脾虚则运化失常，无以升清降浊，水谷不化，水反为湿，谷反为滞，痰浊内生，从热而化，痰浊与湿热相合，故发为该病。《素问·奇病论》记载："肥者令人内热，甘者令人中满。"随着生活水平的提高，人们过食肥甘厚味，过度安逸，工作紧张等因素，导致滞脾碍胃，湿热内生相关疾病的发病率有逐年上升的趋势，而且发病年龄越来越低，以青年居多。患者脾胃气机失调，胃气不降反升，故见恶心，干呕欲吐；胃气壅滞，则见胃胀；湿热内生，热灼津液，或痰阻气机，津液无以上乘，则口干；小便黄，大便黏腻不爽，舌红，苔黄腻，皆是胆郁痰扰、湿热蕴胃之象。治宜清热利湿和胃、理气化痰止呕，方选黄连温胆汤，使湿邪得利，痰浊得化，热邪得清，呕恶自除。

（三）传承心得体会

黄连温胆汤出自《六因条辨》，是由温胆汤加黄连而成。温胆汤出自宋代陈无择《三因极一病证方论》，最早见于《外台秘要》引《集验方》，主治"大病后，虚烦不得眠，此胆寒故也"。该方药性以温为主，后世多以此方化裁。其中，尤以《三因极一病证方论》之温胆汤为后世所喜用，其减生姜之量，加大茯苓用量，加大枣，使方之温性有减而凉性得增，然仍用"温胆"之名。方中之半夏，燥湿化痰，消痞散结。《药性切用》言其"辛温性燥，入脾胃而化痰止呕，燥湿醒脾"。《名医别录》云："消心腹胸膈痰热满结，咳嗽上气，心下急痛，坚痞，时气呕逆。"《主治秘要》云："燥胃湿，化痰，益脾胃气，消肿散结，除胸中痰涎。"痰湿实邪相干于胃，使清阳不升，浊阴不降，升降失常，痰浊壅滞中焦，气机不畅，受纳、运化呆滞，故配以竹茹，清气和胃，与半夏相伍，加强其清热化痰止呕之功。《本草汇言》谓竹茹"善除阳明一切火热痰气为疾，用之立安"。枳实、陈皮理气化痰，使气顺则痰消；茯苓健脾渗湿，燥湿化痰；生姜、大枣和中培土；甘草益脾和中，调和诸药。

二、师徒答疑

学生：患者大便黏腻不爽而非燥结不通，为何加用大黄？

老师：吴又可强调攻下不必拘于结粪，旨在去除病邪。《伤寒论》运用攻下法，主要是通导肠腑之有形实邪。吴又可通过长期的医疗实践观察，认为实热与积滞停于肠腑，不必有结粪，运用攻下法主要是去除病邪，并非以结粪为辨证要点，这种论点是对《伤寒论》有关条文的补充和发展。《温疫论》中明言："大凡客邪贵乎早治，乘人气血未乱，肌肉未消，津液未耗，病人不致危殆，投剂不致掣肘，愈后亦易平复……承气本为逐邪而设，非专为结粪而设也。"大黄一味，为下法之首药，乃"乱世之良将"，能攻能守，有毒能解，有热能泄，有滞能消，有结能散，有瘀浊能排，可调节肠道菌群，使排便正常、规律，故在大便黏腻时，也可运用以大黄为代表的下法处方进行治疗，从而起到事半功倍的效果。

学生：干呕、呕吐、反胃三者均为胃气上逆所致，有什么区别呢？

老师：干呕仅表现为有声而无物吐出，是由邪扰胃气，气机逆乱，不降反升所致。呕吐是指胃失和降，气逆于上，迫使胃中之物从口中吐出的一种病证，是以有声有物为特征，常为邪气干扰、胃虚失和所致。实者食入即吐，或不食亦吐，并无规律；虚者时吐时止，但多吐出当日之食。反胃多系脾胃虚寒，胃中无火，难于腐熟，食入不化所致。表现为食饮入胃，停滞胃中，良久尽吐而出，吐后转舒，即古人称"朝食暮吐，暮食朝吐"。

第五章　慢性萎缩性胃炎

第一节　消食和胃食积去

一、病例简述

（一）诊断现场

患者，女，65 岁，2019 年 7 月 19 日初诊。

患者 15 年前无明显诱因出现胃脘部堵塞感，就诊于当地三甲医院，行胃镜检查提示慢性萎缩性胃炎，口服泮托拉唑肠溶片可稍缓解，其间反复发作，深受其扰。1 周前因暴饮暴食后上症加重来诊。

刻下症：胃脘部堵塞感，偶有刺痛，食后加重，嗳腐吞酸，纳差，眠差易醒，小便可，大便不畅，3 日 1 次。舌暗苔黄腻，脉弦滑。

既往史：慢性萎缩性胃炎病史 15 年。

西医诊断：慢性萎缩性胃炎。

中医诊断：痞满（饮食积滞，胃络受阻）。

治法：消食导滞，通络止痛。

处方：保和丸合失笑散加减。炒枳实 15g，黄连 10g，党参 15g，生白术 20g，炙甘草 10g，神曲 20g，茯苓 20g，厚朴 15g，生麦芽 20g，姜半夏 10g，干姜 10g，大黄 6g，五灵脂 5g，蒲黄 10g，海螵蛸 30g，煅瓦楞子 30g。7 剂，水煎取汁 450mL、150mL，早晚温服。

二诊（2019 年 7 月 30 日）：服药后患者胃脘部堵塞感减轻，反酸好转，大便调畅，上方大黄减至 3g，续服 7 剂。

三诊（2020 年 8 月 9 日）：服药后患者胃脘部堵塞感明显好转，反酸基本消失，大便正常，余症均消。上方去海螵蛸、煅瓦楞子，续服 7 剂，嘱患者忌食生冷。

病名	主症	辨证	治法	选药	选方
痞满	胃脘堵塞感，食后加重	饮食积滞	消食导滞	山楂	保和丸
	胃痛，舌暗	胃络受阻	通络止痛	五灵脂 蒲黄	失笑散

（二）病案分析

痞满又名"胃痞"，是指心下痞塞，胸膈满闷，触之无形，按之不痛，视无胀大的一种脾胃病，且常伴有得食则胀，嗳气则舒。多为慢性起病，时轻时重，反复发作，缠绵难愈，发病和加重常与饮食、情绪、起居、冷暖等诱因有关，乃中焦气机阻滞、升降失和所致。如《素问·六元正纪大论》云："太阴所至为积饮痞隔。"又如《素问病机气宜保命集》云："脾不能行气于肺胃，结而不散则为痞。"此患者胃脘部有堵塞感，食后更甚，且大便不畅，实为饮食内停，伤及脾胃，脾失运化，胃不能腐熟，气机蕴结于中焦之象。辨为饮食积滞证，选用保和丸以消食和胃。久病入络，胃络受阻，因此予活血化瘀通络之失笑散，其中五灵脂散血通闭止痛，生蒲黄破血行血。两方合用，共奏消食导滞、通络止痛之功。

（三）传承心得体会

刘铁军教授在治疗饮食不消，湿热积滞胃肠的病证时擅用通下之法，有自己特有的学术思想，尤精大黄，对大黄的用量把控十分精准，他深受国医大师任继学教授的影响，本着"六腑以通为用"的治疗原则和"脾胃同治"的理念，主要从腑气不降的状态论治脾胃病，大黄属于泻下药物，具有泻下攻积、清热泻火、凉血解毒、逐瘀通经、利湿退黄的作用，是下法应用之首药。在治疗脾胃病中应用大黄，主要取其走而不守、泻下通便、通腑泄浊的功效。现代药理研究证实下法能改善胃部血流量，增强胃肠蠕动、胆道运动，促进机体新陈代谢，改善胃肠血液循环等。脾胃病的形成过程中，主要是

"脾的升清，胃的降浊"出现异常，导致"清气不升，浊气不降"而形成脘腹胀满疼痛，故采用泻下通便、通调腑气的方法达到"六腑以通为用"的目的。通常用大黄可以消除这种"痞、闷、胀、满"的症状，但无此症状者，亦可应用少量大黄，达到清除肠道毒素、调节人体正气、恢复肠道正常功能的目的，体现了中医学整体观念、辨证论治的治疗理念。运用下法，不仅局限于阳明腑实证的患者，对于湿、痰、瘀的患者在辨证的基础上亦可应用，以调节全身气血。

二、师徒答疑

学生: 老师在运用保和丸时为何加一味大黄，能给我们讲解一下吗？

老师: 保和丸出自《丹溪心法》，功擅消食和胃，临床上常用于治疗食滞胃脘所致的脘腹胀痛、嗳腐吞酸、不欲食、呕恶、吐逆、腹泻等。方中以山楂、神曲、莱菔子化食积、消积滞，半夏、陈皮、茯苓和胃气、降上逆、燥痰湿，连翘清食积之热。我在使用保和丸时，常辅以大黄增加其消导之力。大黄味苦，性寒，入脾、大肠、肝、心包经。走而不守，力猛而下行，荡涤通下，逐瘀通经，凉血解毒。《神农本草经》谓其"调中化食，安和五脏"。

六腑以通为用，腑气以降为顺。通调腑气、调畅气机是为治疗脾胃病之要务。疾病的发生是以邪毒客气等实邪压制正气，正不抵邪的结果，故退邪则正气自复。因此，治疗应见本求源，从因治本，以攻邪为首务。实邪必急攻，及时祛邪可直接清除病因，减轻病理损害，扭转病势，防止传变。保和丸主治病证的病机为食滞胃脘，食积为实邪作祟，能抑制中焦运化，导致中焦气机不畅、升降失常而出现以上症状。实则泻之，大黄具有畅通腑气、泻下导滞之功，为通腑泻下的代表药，其泻下排毒，使邪有出路，通腑气，降胃气，腑气得通，则诸症皆除。大黄用于保和丸中具有攻食邪之功效，逐邪即通腑气，调动五脏六腑之气机，气机得畅，正气自然得以恢复，起到"四两拨千斤"的效果。

学生: 老师常说"治病先治心"，很多患者都反映看到您病就好了一半，对于脾胃病的患者，您认为情绪对其有什么影响？

老师： 脾胃病患者往往有情绪问题，治疗这类患者，一方面要对其"病"进行治疗；另一方面，更重要的是对其"心"的治疗。久病必郁，脾胃病心身疾病历来都是研究热点。明代医家张景岳在《景岳全书》中曾率先提出"因病致郁"和"因郁致病"的理论，对现代人来说，过食酒肉、肥甘厚味导致食积生火、湿热蕴结，或因社会、生活精神压力大导致气机郁滞，日久气郁化火，胃络通心，胃火上炎易致心火亢盛。对于此类脾胃病患者更应从心论治，心理行为治疗和心身综合治疗都很重要，情志失调能导致气机方面的病变，气机郁滞，脏腑功能紊乱，可导致多种心身疾病的产生。此患者为慢性萎缩性胃炎，患者反复问："都说萎缩性胃炎是癌前病变，我这个病会不会变成癌啊？"表现出了患者恐惧的心理状态，长此以往，容易造成焦虑或抑郁，肝之疏泄不能，肝气不畅，日久郁而乘脾，导致脾胃病加重，产生"病郁相生"的恶性循环。所以，在治疗中我常倡导"治病先治心"的理念。

第二节　理气化痰解肝郁

一、病例简述

（一）诊断现场

患者，女，55岁，2019年7月19日初诊。

患者3年前生气后出现胃脘胀痛伴胸闷，于当地某三甲医院查胃镜示中度萎缩性胃炎。病理示胃固有腺体减少，伴低级别上皮内瘤变。治疗后（具体药物及用量不详），症状稍缓解，3年间病情反复，自述上网查阅萎缩性胃炎为癌前病变，故终日担心自己会发展为胃癌，情绪焦虑。半个月前上述症状加重伴胸胁满闷疼痛，为求中医药系统治疗来诊。

刻下症：胃脘胀痛，胸胁满闷疼痛，生气时加重，反酸，平素性急易怒，妄想不休，心烦躁扰，终日惶恐不安，善恐易惊，纳差，眠差，小便少，大便干涩难下，3日未行。舌暗红，苔白腻，脉弦滑数。

既往史：萎缩性胃炎病史8年，焦虑症病史多年。

西医诊断：慢性萎缩性胃炎，焦虑症。

中医诊断：胃脘痛（肝气郁滞，痰热扰神腑实证）。

治法：疏肝理气，祛痰通腑安神。

处方：癫狂梦醒汤合增液承气汤加减。柴胡15g，醋香附20g，炒青皮10g，陈皮20g，炙甘草20g，姜半夏10g，炒紫苏子15g，炙桑白皮30g，大腹皮30g，赤芍20g，炒桃仁25g，木通5g，玄参30g，生地黄30g，麦冬30g，芒硝5g，大黄6g。7剂，水煎取汁450mL、150mL，日2～3次口服，服药频次根据大便情况调整。治疗过程中佐以心理疏导。

二诊（2019年7月30日）：服药后患者胃脘及胁肋疼痛减轻，反酸缓解，自述终日紧张感渐轻，大便不成形，日1次。上方去芒硝，大黄减至3g，继服10剂。

三诊（2019年8月9日）：服药后患者诸症好转，神经精神症状有所减轻，随后以癫狂梦醒汤为主方辨证加减治疗近3个月，患者情绪明显改善。

病名	主症	辨证	治法	选药	选方
胃脘痛	胃脘、胸胁胀满疼痛，惶恐不安，善恐易惊	痰火扰神	清热化痰	柴胡	癫狂梦醒汤
	大便秘结	热盛阴伤	增水行舟	大黄	增液承气汤

（二）病案分析

《医法圆通》言："胃痛一证，有饮食、寒热、虚实之别，切不可执定有形质之胃，当于胃中往来之气机上理会方可。"认为胃痛为多种原因引起的气机失常所致，治之"多以元胡、乳、没、二皮、术、棱、五香、枳壳、厚朴之味投之"，而屡立奇功。观之本患，平素情志不遂，气机郁滞，于医院检查后对疾病认识不足，加重情绪负担，肝郁气滞，郁久化火，气机升降失调，中焦失运，痰湿内生，痰火互结，阻滞气机，上扰心神，依据"症-证-法-药-方"的思路，究其本质为肝郁气滞，故选用柴胡类方，其痰火较盛，气血瘀滞，故以癫狂梦醒汤解郁化痰，活血理气；其病日久，恐有伤阴之嫌，火热较盛，津液不行，则症见大便干涩难下，因而取大黄类方之增液承气汤增水行舟。两方合用上下兼顾，调整人体之阴阳平衡。

（三）传承心得体会

癫狂梦醒汤出自王清任的《医林改错》，书中曰："癫狂一证，哭笑不休，詈骂歌唱，不避亲疏，许多恶态，乃气血凝滞，脑气与脏腑气不接，如同做梦一样。"其方用药一可清解气郁所化之火，二可利湿以助消痰，三可理气以解瘀滞。方中运用大量理气药，是为治痰先治气之义，痰饮随气流行于全身各处，痰随气升，气随痰降，常致病广泛，变化多端，运用大量理气药可疏通全身气机，气顺痰自消。本患之胃痛本质为肝郁气滞，且胃痛伴随诸多情志症状，故刘铁军教授巧妙运用治疗狂证之癫狂梦醒汤，因其致病因素相似，有异病同治之意，正是中医学所谓辨证论治之法。

叶天士云："太阴湿土，得阳始运，阳明燥土，得阴自安。以脾喜刚燥，胃喜柔润也。"患者久病，气郁化火，日久易伤阴液，津液不足，则大便难下，刘铁军教授以《温病条辨》之增液承气汤治之，本方由增液汤加硝、黄演化而来，可滋阴增液，泄热通便，解决患者下焦不通的问题，初诊后患者稍有便溏，则中病即止，去芒硝而减大黄用量，谨防耗损胃气。

二、师徒答疑

学生：为什么要治痰先治气？

老师：治痰先治气是基于痰邪性质决定的。痰分有形之痰和无形之痰，痰邪阻滞气血运行，影响水液代谢，常痰随气升，气随痰降，易于蒙蔽心神，致病广泛，变化多端。叶天士门人邹滋九说："总之痰饮之作，必由元气亏乏，及阴盛阳衰而起，以致津液凝滞，不能输布，留于胸中。水之清者，悉变为浊，水积阴则为饮，饮凝阳则痰……阳衰阴虚则水气溢而为饮。"痰饮是机体水液代谢障碍所形成的病理产物，即所谓"液有余则为痰"，其较稠者为痰，清稀者为饮。

学生：痰邪致病广泛，本患为肝郁气滞、痰热扰神之证，老师选用癫狂梦醒汤治之，而方剂礞石滚痰丸亦为治疗痰浊影响神志之名方，临床中应如何区分应用？

老师：《杂病源流犀烛》指出："痰之为物，流动不测，故其为害，上至颠顶，下至涌泉，随气升降，周身内外皆到，五脏六腑具有。"中医学认为，"痰"既是致病因素又是病理产物，脾为生痰之源，肺为贮痰之器。痰或贮于肺，或停于胃，或蒙蔽心窍，或扰动肝胆，或流窜经络，无所不至。临床中要注意各脏腑之间的内在联系，同时要对痰邪之病位、性质等有所鉴别，选择最佳方剂进行治疗。癫狂梦醒汤与礞石滚痰丸均可用于痰浊扰神之证，前方可解气郁、消热痰、助瘀通，可用于痰浊气血凝滞之情志病；而礞石滚痰丸出自王隐君《泰定养生主论》，由酒蒸大黄、黄芩、青礞石及沉香 4 味药组成。大黄、黄芩皆苦寒之品，既能清热，又具荡涤之功；沉香行气，是取"人之气道贵乎顺，故善治痰者，不治痰而治气"的意思；青礞石质坚而重，经火硝煅后，尤能攻逐顽痰。原方意在泻火逐痰，适用于热痰互结所致的诸般病证，为治顽痰名方。二者在组成及应用上有较大差异，临床学习及应用中要吃透经典名方深意，不可不求甚解。

第三节 寒凉石膏清胃火

一、病例简述

（一）诊断现场

患者，女，42岁，2019年7月13日初诊。

患者6年前无明显诱因出现胃脘部疼痛，就诊于吉林省某三甲医院，行胃镜检查提示慢性萎缩性胃炎，给予对症治疗，症状好转后出院。3天前，上述症状加重，为求中医药系统治疗来诊。

刻下症：胃脘烧灼痛，反酸，口干口苦，口中异味明显，平素易口腔溃疡，牙龈肿痛、出血，纳呆，眠差，多梦，小便黄，大便秘结，3~5日1次。舌质红，苔黄，脉滑数。

既往史：慢性萎缩性胃炎病史6年。

西医诊断：慢性萎缩性胃炎。

中医诊断：胃脘痛（胃热炽盛证）。

治法：清胃泻火。

处方：泻黄散合清胃散加减。石膏50g，甘草15g，栀子15g，防风20g，广藿香20g，当归20g，黄连6g，生地黄20g，牡丹皮30g，升麻20g，龙胆草15g，大黄6g。7剂，水煎取汁450mL、150mL，早晚温服。

二诊（2019年7月24日）：服药后患者口苦、口臭明显好转，牙龈出血减轻，大便情况好转。上方大黄减至3g，续服7剂。

三诊（2019年8月5日）：服药后患者症状基本消失，上方去大黄，续服7剂。

病名	主症	辨证	治法	选药	选方
胃脘痛	口臭，平素易口腔溃疡	脾胃蕴热	清胃泻火	石膏	泻黄散
	胃脘烧灼痛，牙龈肿痛、出血	胃火炽盛		黄连	清胃散

（二）病案分析

此患者一派热象，但热无寒，故选药石膏，选方泻黄散，以石膏、栀子泄脾胃积热，防风疏散脾经伏火，藿香芳香醒脾，甘草泻火和中。口苦为肝胆郁热，蒸腾胆汁上泛于口所致，《内经》中有"肝气热则胆泄口苦"的记载，便是言明此病机，加龙胆草以清肝胆之火。患者大便不通，火热之邪没有出路，故加大黄以通腑气。患者胃脘烧灼痛，牙龈肿痛、出血，是胃火炽盛、灼伤血络、血不循经外溢所致，故予清胃散以清胃泻火。

口臭是临床上一种很常见的症状，多由脾胃蕴热导致，还可伴有胃脘烧灼痛、反酸、口舌生疮等症状。其病位主要在脾胃，但与心、肝、肺、肾也有密切的关系，病机主要是脏腑功能失调，致浊气产生，火热熏蒸，上泛于口而出，令自己与他人闻臭而恶。此类患者有喜食肥甘厚味、嗜酒等诸多因素，均易损伤脾胃，积而化热，形成脾胃蕴热之证；热蕴脾胃，脾失健运，二者互为因果。脾胃升降失调，浊气循火热上犯，而成该病。

历代文献对口臭的病因病机有不同阐述，《圣济总录》曰："口者脾之候，心脾积热，蕴积于胃，变为腐糟之气，府聚不散，随气上出熏发于口，故令臭也。"《诸病源候论》曰："口臭，五脏六腑不调，气上胸膈。然脏腑气燥腐不同，蕴积胸膈之间，而生于热，冲发于口，故令臭也。"《儒门事亲》曰："肺金本主腥，金为火所炼，火主焦臭，故如是也。"《世医得效方》言："劳郁则口臭，凝滞则生疮。"

（三）传承心得体会

《医方考》言："唇者，脾之外候；口者，脾之窍，故唇口干燥，知脾火也。苦能泻火，故用山栀；寒能胜热，故用石膏；香能醒脾，故用藿香；甘能缓脾，故用甘草；用防风者，取其发越脾气而升散其伏火也。或问何以不用黄连？余曰：黄连苦而燥，此有唇口干燥，则非黄连所宜，故惟栀子之苦而润者为当耳。又问曰：既恶燥，何以不去防风？余曰：东垣已言之矣，防风乃风药中之润剂也，故昔人审择而用之。"本方原治"脾热弄舌"，钱乙云："脾脏微热，令舌脉微紧，时时舒舌。"故有弄舌之患。脾开窍于口，脾胃伏火，外候应之，故发口疮口臭；脾火外蒸，故口唇干燥；伏火伤阴，则见烦渴；舌红脉数，正是火热之候。现在运用泻黄散时，不需要局限于脾热弄舌，凡辨证为脾胃蕴热证者皆可使用。

二、师徒答疑

学生：对于石膏的运用，老师能给我们讲讲吗？

老师：石膏凉而不伤人，《名医别录》言："石膏性大寒，自后医者怖之，遂至于置而不用焉。"可见历代医家对石膏的运用都抱有谨慎态度，但只要辨证准确，对表现为一派热象的患者，遣方运用，常起良效。石膏辛、甘，性寒，可以清热泻火，除烦止渴，以清泻气分实热见长。石膏被张锡纯称为清阳明胃腑实热的圣药，石膏凉而能散，可以透表解肌，无论外感、内伤都可应用，其临床应用十分广泛，如治疗外感热病高热烦渴的白虎汤；治胃热炽盛引起的牙痛、头痛、咽痛的清胃散；治痰热壅肺导致痰热咳喘的麻杏石甘汤；治气血两燔之发斑、高热的化斑汤；治气分实热尚存，兼有气阴两虚烦渴的竹叶石膏汤等。

学生：泻黄散出自《小儿药证直诀》，是钱乙用来治疗小儿脾胃伏火的方剂，老师每次应用，临床疗效都不错，能给我们讲讲吗？

老师：泻黄散原方以清散二法泄脾热。清脾者，以石膏、山栀为主药，寒凉以清泻之，因心开窍于舌，弄舌者，乃心经亦热，用山栀者兼可清心火。辅以防风，辛散脾中伏火，虽为发散之药，但其性舒缓，故称为"风药中之润剂"。藿香芳香入脾，既助防风辛散伏火，有"火郁发之"之效，又芳香辟秽，调中和胃，为方中辅佐之药。用甘草，一可以泻火解毒，二可以甘缓和中，使散者不致迅散，清者不致骤清，缓行于中，以奏泄热之功。临床上，口疮、口臭等脾胃蕴热证皆可应用。

学生：清胃散在临床中运用的技巧是什么？

老师：清胃散源于李东垣《脾胃论》，由黄连、当归、生地黄、牡丹皮、升麻组成。功效清胃凉血，主治胃有积热，火气上攻。本方名为清胃散，而黄连最擅清胃火，临床凡胃中实热证常用此药，本方主药黄连，味苦性寒，直清胃腑之火；臣药升麻，清热解毒，升而能散，据《药性论》记载，升麻能治口齿风热肿痛，牙根腐烂恶臭。李东垣认为，升麻以升散其火郁，与黄连相伍，则升清降浊，可使郁遏之火得以宣达，黄连得升麻，则泻火而无凉遏之弊，升麻得黄连，则散火而无升焰之虞。二药相配，散火制其上炎之害，降热而制其内郁之患，发挥清上彻下之功效。方中佐药是生地黄、牡丹皮、当归，胃为水谷之海，又为多气多血之腑，胃热易致血热，导致阴血受损，所以方中用生地黄、牡丹皮凉血止血，清热养阴，其中生地黄可清热养阴，牡丹皮可除血中伏火，再以当归养血和血。

临床加减运用广泛，清胃散虽然清胃凉血，专治胃火上攻、血热郁火所致的牙痛面肿等症。但临床加减以后，其运用范围进一步扩大。例如兼有大肠郁热而大便秘结者，可加生大黄以泻火荡实，导热下行，速取其效；合并口渴饮冷者，可去当归，加天花粉、玄参以清热生津；属风火牙痛者可用防风、薄荷配伍以宣泄风热而止痛；胃火炽盛之齿衄者，可用本方加牛膝以降火止衄；对于恣食肥甘厚味，以致胃热太甚，常出现口臭不可近，牙龈肿痛，口腔黏膜破溃出血者，应用本方加泻黄散；对于湿热蕴胃者，少佐白豆蔻以芳香化浊，常可获效。

第四节 活学麻黄剂，巧用起沉疴

一、病例简述

（一）诊断现场

患者，女，38岁，2019年8月26日初诊。

患者自述胃脘部疼痛5年，纳食生冷后症状明显加重，休息及饮温水后症状减轻。患者常年工作于潮湿阴冷之地，近日恣食生冷，复冒雨感寒，症状加剧，因工作压力大，时常情绪不佳，近期胃镜检查提示慢性萎缩性胃炎伴糜烂，经朋友介绍来诊。

刻下症：胃脘胀满疼痛，得热则舒，恶心欲吐，恶寒发热，无汗，鼻塞，头痛，纳差，眠差，肠中辘辘有声，矢气频，小便可，大便稀溏，日1次，舌苔白腻，脉滑。

既往史：慢性萎缩性胃炎病史5年。

西医诊断：慢性萎缩性胃炎。

中医诊断：胃脘痛（外感风寒，内伤湿冷）。

治法：散寒祛湿，理气活血，化痰消积。

处方：五积散加味。麻黄5g，苍术15g，白芷10g，白芍20g，甘草10g，姜半夏10g，川芎20g，当归20g，枳壳15g，桔梗5g，肉桂5g，茯苓15g，干姜5g，生姜10g，陈皮10g，厚朴15g。7剂，水煎取汁450mL、150mL，早晚温服。

二诊（2019年9月6日）：服药后患者胃脘胀满疼痛、恶心基本消失，精神状态明显好转，大便成形，日1次，余症尽退。续服前方7剂以巩固疗效，嘱患者健康饮食，调畅情志，适当运动。

病名	主症	辨证	治法	选药	选方
胃脘痛	恶寒发热，无汗，胃脘胀满疼痛，恶心欲呕吐	外感风寒，内伤湿冷证	散寒祛湿，理气活血，化痰消积	麻黄	五积散

（二）病案分析

该患平素饮食不节，且常年工作于潮湿阴冷之地，致使胃脘积滞，胃纳过剩，脾胃受损，再加外感风寒，症为恶寒发热，无汗，故以麻黄为切入点，选方五积散。正如《医学正传》所云："致病之由，多因纵恣口腹，喜好辛酸，恣饮热酒煎，复寒凉生冷，朝伤暮损，日积月深……故胃脘疼痛。"

五积散出自宋代《太平惠民和剂局方》，书中言："调中顺气，除风冷，化痰饮。治脾胃宿冷，腹胁胀痛，胸膈停痰，呕逆恶心；或外感风寒，内伤生冷，心腹痞闷，头目昏痛，肩背拘急，肢体怠惰，寒热往来，饮食不进，及妇人血气不调，心腹撮痛，经候不调，或闭不通，并宜服之。"清代汪昂的《医方集解》言："此阴阳表里通用之剂也。麻黄、桂枝所以解表散寒，甘草、芍药所以和中止痛，苍术、厚朴平胃土而祛湿，陈皮、半夏行逆气而除痰，芎、归、姜、芷入血分而祛寒湿，枳壳、桔梗利胸膈而清寒热，茯苓泄热利水，宁心益脾，所以为解表温中除湿之剂，去痰消痞调经之方也。一方统治多病，唯活法者变而通之。"皆说明了五积散的应用之广泛，尤其是在外感风寒、内伤生冷之胃脘痛方面，其效甚佳。

（三）传承心得体会

胃痛是临床常见病证，很多患者都是由平素脾胃虚弱、饮食不节导致，这样的患者往往正气不足，易让邪气乘虚而入。《吴佩衡医案》言："世有畏麻、桂如蛇蝎者，以为其性温而易伤津化燥，不知表寒实证无麻黄之辛散，何以开发腠理祛邪外出……不畏邪之伤于人，而畏药性之辛温，实为姑息养奸之弊也。"指出了世人对麻桂之剂的误会，以及对麻黄之性效的肯定。麻黄是中医学者及从业人员不得不知、不得不会、不得不用的药物，使用之时，刘铁军教授常注重与不同药物之间的配伍，以起沉疴之效。如常用方剂麻黄附子细辛汤，麻黄与附子散阴经之寒，附子配麻黄有温经发表之功，借麻黄发汗解表、附子温经助阳之性，以散寒邪，使外感之风寒得从表散，而又固护里阳，两者相合，温中发表，发中有补，使表解而又无损于阳，若只用麻黄而不用附子，则阳气随汗而泄，恐有亡阳之患。此类配伍，如仲景麻黄附子细辛汤、麻黄附子甘草汤，均用附子，其目的亦在于此。麻黄一味，在多首经典方剂中皆有运用，且突出功效有别，可见麻黄运用之广，疗效之确凿。如防风通圣散中麻黄以解表、射干麻黄汤中麻黄以平喘，越婢加术汤中麻黄以利水消肿，治疗春温病表寒里热证，用麻杏石甘汤，可使患者汗出淋漓，脉静身凉，霍然而愈。

二、师徒答疑

学生：麻黄为汗法的代表药物，老师能给我们讲讲汗法的禁忌吗？

老师：《伤寒论》中论述了汗法的九禁，即"咽喉干燥者，不可发汗""淋家，不可发汗，发汗必便血""衄家，不可发汗，汗出必额上陷，脉急紧，直视不能眴，不得眠""亡血家，不可发汗，发汗则寒慄而振""汗家，重发汗，必恍惚心乱，小便已阴疼，与禹余粮丸""病人有寒，复发汗，胃中冷，必吐蚘""脉浮数者，法当汗出而愈，若下之，身重心悸者，不可发汗，当自汗出乃解，所以然者，尺中脉微，此里虚，须表里实，津液自和，便自汗出愈""脉浮紧者，法当身疼痛，宜以汗解之。假令尺中迟者，不可发汗，何以知然，以荣气不足，血少故也""疮家，虽身疼痛，不可发汗，汗出则痉"。以上为张仲景汗法之禁忌，我们不可不知。

学生：脾胃病养多于治，平时应该告诉患者怎样注意呢？

老师：从饮食方面来说，《医宗必读》中有"一有此身，必资谷气，谷入于胃，洒陈于六腑而气至，和调于五脏而血生，而人资之以为生者，故曰后天之本在脾"的记载。脾胃生理功能的正常发挥关系到人体的健康。李东垣谓："若饮食失节，寒温不适，则脾胃乃伤。"首先，饮食要饥饱适中，饮食不节，过饥过饱均可损伤脾胃，《洞真太微黄书天帝君石景金阳素经》言："太饥伤脾，太饱伤气。"饮食要有规律性，定时定量，这样才有利于脾胃的运化和营养物质的消化吸收。其次，饮食宜清洁，《灵枢·五味论》言："五味入于口也，各有所走，各有所病……病从口入。"最后，饮食宜谨和五味，合理调配。五味入五脏，《素问·五脏生成》提出："多食咸，则脉凝泣而变色，多食苦，则皮槁而毛拔，多食辛，则筋急而爪枯。"说明五味偏嗜可导致阴阳失调，对人体功能产生影响。饮食要荤素搭配，清淡易消化，少食，肠胃要清，寒温适中，适温而食，李东垣说："饮食热无灼灼，寒无凄凄，寒温适中。"少食辛燥肥甘之品，以免伤胃气。

同时，也要注意调整情绪，心情舒畅有助于身心健康，《素问·上古天真论》曰："恬惔虚无，真气从之，精神内守，病安从来。"李东垣认为："先由喜怒悲忧恐，为五贼所伤，而后胃气不行，劳役饮食继之，则元气乃伤。"《景岳全书》云："脾胃之伤于情志也，较之欲食寒暑为更多也。"故调摄情志，可以增强正气，从而减少脾胃病的发生。

已患有脾胃病的人要避免劳累，劳逸结合，正常的劳动有助于气血流通，必要的休息则可以消除疲劳，恢复体力，过劳和过逸均可伤及脾胃。《吕氏春秋》认为："流水不腐，户枢不蠹，动也，形气亦然，形不动则精不流，精不流则气郁。"适度的运动锻炼能调理脏腑功能，运行气血，增强体质，防病治病。

第五节　解郁消痞畅气机

一、病例简述

（一）诊断现场

患者，女，48 岁，2020 年 9 月 15 日初诊。

患者胃脘胀满 5 个多月，自述半年前其父突发脑溢血住院，陪床时终日担心父亲身体，思虑过度，后感胃脘胀满，胁肋胀痛，虽多处行中西医诊治，但一直未见好转，胃镜检查提示慢性萎缩性胃炎。为求中医药系统治疗来诊。

刻下症：胃脘胀满，胁肋胀痛，嗳腐吞酸，每于情绪因素后上症加重，手足不温，恶心欲吐，纳差，不思饮食，眠差，小便可，大便 2 日一行，舌淡红，苔白腻，脉弦。

既往史：慢性萎缩性胃炎 3 年。

西医诊断：慢性萎缩性胃炎。

中医诊断：痞满（气机阻滞，肝脾不调）。

治法：行气解郁，调和肝脾。

处方：越鞠丸合四逆散加减。醋香附 20g，川芎 20g，炒苍术 15g，焦六神曲 20g，栀子 15g，白芍 20g，炙甘草 15g，柴胡 20g，炒枳实 15g。7 剂，水煎取汁 450mL、150mL，早晚温服。

二诊（2020 年 9 月 26 日）：服药后患者胃脘胀满、胁肋胀痛好转，上方加理气药木香 10g，继服 7 剂。

三诊（2020 年 10 月 6 日）：服药后患者胃脘胀满、胁肋胀痛明显减轻，余症皆好转，再予 7 剂以巩固疗效。

病名	主症	辨证	治法	选药	选方
痞满	胃脘部胀满，嗳腐吞酸，情志不畅则甚	气郁	行气解郁	香附	越鞠丸
	胁肋胀痛，手足不温	肝脾气郁	疏肝理脾	柴胡	四逆散

（二）病案分析

该患气机郁滞较重，而香附治气郁之力强，故选用越鞠丸。越鞠丸为郁证常用方剂，为治"气、血、痰、火、湿、食"六郁的代表方，方中香附疏肝解郁，以治气郁，为君药。川芎辛香，为血中气药，既可活血祛瘀，以治血郁，又可助香附行气解郁，为臣药。栀子清热泻火，以治火郁；苍术燥湿运脾，以治湿郁；神曲消食导滞，以治食郁。三药共为佐药。唯痰郁未用化痰专药治疗，盖痰郁之所生，或因气滞湿聚而生，或因饮食积滞所致，或因邪火炼津而成，方中香附以行气，苍术以燥湿，栀子清火郁，神曲消食郁，气行湿化，火清食消，诸郁得解，痰郁亦随之而解，故方中未专设治痰郁之药而有治痰郁之功，此亦治病求本之意。临床应用以脘腹胀痛、嗳腐吞酸、饮食不消为辨证要点，越鞠丸首见于《丹溪心法》，《医宗金鉴》言："以气为本，气和则上下不失其度，若饮食不节，寒温不适，喜怒无常，忧思无度，使冲和之气升降失常，以致胃郁不思饮食，脾郁不消水谷，气郁胸腹胀满，血郁胸膈刺痛，湿郁痰饮，火郁为热，及呕吐恶心；吞酸吐酸，嘈杂嗳气，故用香附以开气郁，苍术以除湿郁，川芎以行血郁，山栀以清火郁，神曲以消食郁。"全方具有行气解郁、理气宽中消痞之功，使肝气得疏，胃气得降，痞满自除。

《伤寒论》曰："少阴病，四逆，其人或咳，或悸，或小便不利，或腹中痛，或泄利下重者，四逆散主之。"四逆散有透邪解郁、疏肝理脾之功，其中柴胡药味辛散，能疏肝解郁，行气于上，枳实性味苦寒，行气破滞，其气下行，二药一助气机上升，一助气机下降，共同恢复脾胃气机之升降，从而使郁滞消散，气机得以畅通。柴胡善于疏肝而能调畅肝气以助肝用，白芍长于滋补而能养血益阴以柔润肝体，肝之体用并补，实为治肝之根本方法。炙甘草补中益气，扶土兼能抑木。白芍、炙甘草酸甘化阴，合用能益阴养血、和中益气。以上四药共奏透邪解郁、疏肝理脾之效，使邪去郁解，气血调畅，清阳得升，诸症自愈。李中梓言："按少阴用药，有阴阳之分。如阴寒而四逆者，非姜、附不能疗。此证虽云四逆，必不甚冷，或指头微温，或脉不沉微，乃阴中涵阳之证，唯气不宣通，是以逆冷。故以柴胡凉表，芍药清中。此本肝胆之剂而少阴用之者，为水木同源也。以枳实利七冲之门，以甘草和三焦之气，气机宣通，而四逆可痊矣。"

（三）传承心得体会

《丹溪心法》提出了"气血冲和，万病不生，一有怫郁，诸病生焉。故人身诸病，多生于郁"的著名论点，首创"气、血、火、食、湿、痰"六郁之说，并由此创立六郁汤、越鞠丸等方剂。明代张景岳提出"因郁而病"和"因病而郁"及"郁由于心"等观点。《素问·举痛论》云："百病生于气也，怒则气上，喜则气缓，悲则气消，恐则气下，惊则气乱，思则气结。"陶弘景提出："喜怒无常，过之为害。"情志不畅，人体气的升降出入运动失衡，致气滞血瘀、气郁化火、气聚生痰、气弱血虚等多种病理变化，最终伤及脏腑；情志变化也可直接伤及相应脏腑，影响脏腑功能，如怒伤肝、喜伤心、思伤脾等。《灵枢·本神》言："肝气虚则恐，实则怒……心气虚则悲，实则笑不休。"古语有言"暴怒伤阴，暴喜伤阳"，便阐述了情志异常对阴阳平衡的影响。

二、师徒答疑

学生：关于越鞠丸的组方思想，老师能给我们讲讲吗？

老师：朱丹溪创制的越鞠丸由香附、川芎等五味不同功效、不同种类的中药组成，虽然只有五味药物，但组方精当，诸药配伍能治疗包括气、血、痰、火、湿、食郁六郁在内的相关病证，六郁之中以气郁为主，正是因为气郁的发生，才导致其他郁证的出现，即诸郁随气郁而起，治疗上针对这一病机，我们当以行气解郁为主，故方中以香附为君药治疗气郁，辅以川芎行气活血治疗血郁，苍术燥湿运脾解湿郁，栀子清热泻火解火郁，神曲消食和胃解食郁，五郁得解则痰郁自消。

学生：老师，关于四逆散主症中的手足不温，能给我们讲讲其病机吗？

老师：四逆，多指自身感觉不温，但不表示即为寒冷之意，导致四逆产生的原因也不是由于阳虚，而是在阳气郁遏的状况下，人体内可用的有效阳气量达不到需求，但人体内阳气总量却保持恒定。由此可见，阳气郁遏才是四逆病机的关键。《素问·六微旨大论》中明确指出，肝气不升会造成先天之气化无法由肝气上达，肝脾都处于人体中焦部位，主导气的升降，是气出入的关键枢纽。肝与脾，一主疏泄，一主运化，二者在气的运动过程中均起极为关键的作用。如果肝脾气滞，则人体无法实现正常的疏泄、运化过程，阻碍气血的运行，阳气也因此而不能到达手脚、四肢等部位，故患者会有手足不温的感觉。

第六节　平调寒热止呃逆

一、病例简述

（一）诊断现场

患者，女，53岁，2019年10月22日初诊。

患者6年前无明显诱因出现胃胀，就诊于吉林省某三甲医院，行胃镜检查提示慢性萎缩性胃炎，给予对症治疗，未见明显改善。3天前上述症状加重伴呃逆，为求中医药系统治疗来诊。

刻下症：胃胀，食后加重，呃逆，饮冷水后加重，烧心，心烦，口干，乏力，纳差，眠可，小便可，大便成形，日1次。舌淡苔白，脉虚。

既往史：慢性萎缩性胃炎病史6年。

西医诊断：慢性萎缩性胃炎。

中医诊断：胃痞（寒热错杂，气逆上冲）。

治法：降逆止呃，平调寒热。

处方：丁香柿蒂汤合橘皮竹茹汤加减。丁香10g，柿蒂10g，党参15g，陈皮20g，竹茹20g，大枣10g，生姜10g，炙甘草10g，焦麦芽20g，焦山楂20g，焦六神曲20g。7剂，水煎取汁450mL、150mL，早晚温服。

二诊（2019年11月3日）：服药后患者胃胀、呃逆缓解，上方继服7剂。

三诊（2019年11月14日）：服药后诸症基本消失，上方继服7剂，以巩固疗效。

病名	主症	辨证	治法	选药	选方
胃痞	胃胀，呃逆，饮冷水后加重	胃气虚寒气逆上冲	温中行气降逆止呃	丁香柿蒂	丁香柿蒂汤
	胃胀，呃逆，烧心	胃中虚热气逆上冲	行气清热降逆止呃	橘皮竹茹	橘皮竹茹汤

（二）病案分析

该患者之呃逆为寒热错杂、胃脘怕冷所致，临床运用丁香柿蒂汤效果明显，胃脘怕热之呃逆，选用橘皮竹茹汤其效甚佳。对于此患者二方合用，以平调寒热，降逆止呃。且胃胀，食后加重，故加用焦三仙以消食导滞。

橘皮竹茹汤始载于《金匮要略·呕吐哕下利病脉证治》。原文为："哕逆者，橘皮竹茹汤主之。"《金匮悬解》载："哕逆者，中虚而胃逆之也。橘皮竹茹汤，参、甘、大枣，补中而培土，橘、姜、竹茹，降逆而止呕也。"清代徐彬《金匮要略论注》云："此不兼呕言，是专胃虚而冲逆为哕矣。然非真元衰败之比，故以参、甘培胃中元气，而以橘皮、竹茹，一寒一温，下其上逆之气，亦由上焦阳气，不足以御之，乃呃逆不止，故以枣姜宣其上焦，使胸中之阳渐畅而下达，谓上焦同受气于中焦，而中焦亦禀承于上焦，上焦既宣，则中气自调也。"

丁香柿蒂汤始载于明代医家秦景明的《症因脉治》，言："呃逆乃胃气上逆之证，成因甚多，本方所治乃虚寒之呃逆，病起于久病或误治，损伤脾胃阳气，中阳不振，胃气虚寒，失其和降之职，寒阻气逆。"本方主治胃气虚寒，气逆不降之呃逆，方中丁香温胃以行滞气，为主药。柿蒂降逆以止呃逆，生姜温中降逆，共为辅药。党参补中益气，为佐使药。全方药精量少，配伍严谨，能使寒散气行，胃气恢复，则呃逆可止。若兼气滞痰阻者，可加半夏、陈皮以理气化痰；胃气不虚者，可去党参。

（三）传承心得体会

刘铁军教授在本案中以丁香柿蒂汤合橘皮竹茹汤降上逆之胃气，以焦三仙消食积，以散邪气，功在安和五脏，则痞满散、呃逆降而诸症除。

在呃逆的治疗方面，《黄帝内经》提出了三种简易疗法，如《灵枢·杂病》说："哕，以草刺鼻，嚏，嚏而已；无息而疾迎引之，立已；大惊之，亦可已。"此法至今仍有一定的实用价值。《金匮要略·呕吐哕下利病脉证治》将呃逆分为三种：一为实证，即"哕而腹满，视其前后，知何部不利，利之则愈"；二为寒证，即"干呕哕，若手足厥者，橘皮汤主之"；三为虚热证，即"哕逆者，橘皮竹茹汤主之"。这为后世寒热虚实辨证分类奠定了基础。唐代孙思邈《备急千金要方》总结了治疗呃逆的10首方剂，首次揭示了痰呃的证治，提出治疗"膈间有水痰"所导致的呃逆，宜用小半夏加茯苓汤消痰利水。明代李中梓《证治汇补》对本病提出了系统的治疗法则："治当降气化痰和胃为主，随其所感而用药。气逆者，疏导之；食停者，消化之；痰滞者，涌吐之；热郁者，清下之；血瘀者，破导之；苦汗吐下后，服凉药过多者，当温补；阴火上冲者，当平补；虚而夹热者，当凉补。"至今仍有一定指导意义。

二、师徒答疑

学生：呃逆的病因病机是什么，临床上应该怎样辨证呢？

老师：胃气上逆动膈，为呃逆产生的主要病机，其病性多为本虚标实。虚为脾胃阳虚，也可能是胃阴不足，实多为寒邪、痰饮、食滞、气滞、胃火、瘀血。本病最开始多为实证，时间拖延较长，累及其他脏腑，而发展为虚证。病邪性质与正气强弱决定了呃逆的病机或虚或实，如寒邪客胃，寒邪与胃阳相争，邪盛且阳未衰则为实，邪盛而阳气已衰则为虚；以热邪为起因，进而得病者，耗伤体内津液，助阳损耗阴气，进而导致阴虚。痰饮、食积、气滞、瘀血为疾病发展的原因者，均可伤及脾胃致脾胃亏虚，脾胃亏虚后，邪气极易乘虚而入，造成虚实夹杂之证。总之，呃逆的病因病机虽然有许多不同之处，但其发病机理总离不开气机上逆。

呃逆辨证要点主要有二：一是辨呃逆是生理性还是病理性，二是辨呃逆的虚实寒热。辨呃逆是生理性或是病理性，可以了解呃逆的起因，以及治疗的方式，一时性呃逆为生理现象，多为常人在受到惊吓、急于吞咽、突然吸入冷空气等原因导致，经过屏气、饮水、转移注意力等方法能够自制，无须治疗；而当一时性呃逆反复发作，且发作时间长又难以停止，同时还伴有其他并发症时则为病理现象，此时应给予治疗。辨呃逆的寒热虚实，从而对症用药，通过病性选取药性。寒证多表现为呃声沉缓，多伴有胃脘疼痛，畏寒喜热，得热减，遇寒甚，苔白滑，脉沉；热证多表现为呃声高而短促，可伴有胃脘灼热，口渴，便秘溲赤，脉数苔黄；虚证多表现为呃声时断时续，且气出无力，声音低长，脉细弱；实证多表现为呃声响亮连续不断，气出有力，脉多弦滑。再以辨证结果确定治疗原则和遣方用药。

第七节　邪犯少阳，当和枢机

一、病例简述

（一）诊断现场

患者，女，39岁，2019年10月10日初诊。

患者5年前无明显诱因出现胃脘隐痛，前往当地三甲医院查胃镜提示慢性萎缩性胃炎伴糜烂，口服泮托拉唑肠溶片可稍缓解。其间反复发作，5天前冒雨感寒后上症加重伴忽冷忽热，为求中医药系统治疗来诊。

刻下症：胃脘疼痛时作，每因饮食不慎或情绪激动后加重，干呕，心烦，胸胁胀满，晨起口干苦，最近冒雨感寒，自觉忽冷忽热，纳差，不思饮食，眠差多梦，小便黄，大便黏，气味臭，有排不净感，日3次，舌红苔薄白，脉弦滑。

既往史：慢性萎缩性胃炎病史5年。

西医诊断：慢性萎缩性胃炎。

中医诊断：胃脘痛（邪犯少阳，肝胃不和）。

治法：和解少阳，清热止利。

处方：小柴胡汤合葛根芩连汤加减。柴胡 20g，黄芩 15g，党参 10g，姜半夏 10g，炙甘草 10g，生姜 10g，大枣 10g，黄连 5g，甘草 10g，葛根 30g，黄芩 10g。7 剂，水煎取汁 450mL、150mL，早晚温服。

二诊（2019 年 10 月 21 日）：服药后患者胃脘疼痛减轻，忽冷忽热之象消失，口苦、干呕改善，胸胁胀满缓解，大便黏，日 1 次。续服上方 7 剂。

三诊（2019 年 11 月 1 日）：服药后患者诸症明显好转，大便正常。上方去葛根芩连汤，上方续服 7 剂。

病名	主症	辨证	治法	选药	选方
胃脘痛	胃痛，忽冷忽热，干呕，心烦，胸胁胀满，纳差	少阳枢机不利	和解少阳	柴胡	小柴胡汤
	大便黏，日 3 次	协热下利	清热止利	葛根	葛根芩连汤

（二）病案分析

该患者平素脾胃虚弱，正气不足，冒雨感寒后，邪入少阳半表半里，柴胡可和解少阳，故予小柴胡汤；因其大便黏腻，表邪未解，里热炽盛，葛根既能解表退热，又能升脾胃清阳之气而治下利，故用葛根芩连汤。《伤寒论》言："伤寒五六日，中风，往来寒热，胸胁苦满，默默不欲饮食，心烦喜呕，或胸中烦而不呕，或渴，或腹中痛，或胁下痞硬，或心下悸，小便不利，或不渴，身有微热，或咳者，小柴胡汤主之。"明确了小柴胡汤"往来寒热，胸胁苦满，默默不欲饮食，心烦喜呕"四大症。本病例中，四症均有体现，故选用小柴胡汤，疗效颇佳。

葛根芩连汤出自《伤寒论》，曰："太阳病，桂枝证，医反下之，利遂不止。脉促者，表未解也；喘而汗出，葛根芩连汤主之。"方中葛根辛甘而凉，入脾胃经，既能解表退热，又能升脾胃清阳之气而治下利，故为君药；黄连、黄芩清热燥湿，厚肠止利，故为臣药；甘草甘缓和中，调和诸药，为佐使药。清代尤在泾《伤寒贯珠集》云："太阳中风发热，本当桂枝解表，而反下之，里虚邪入，利遂不止，其证则喘而汗出。夫促为阳盛，脉促者，知表未解也。无汗而喘，为寒在表；喘而汗出，为热在里也。是其邪陷于里者十之七，而留于表者十之三，其病为表里并受之病，故其法亦宜表里双解之法……葛根解肌于表，芩、连清热于里，甘草则合表里而并和之耳。盖风邪初中，病为在表，一入于里，则变为热矣。故治表者，必以葛根之辛凉；治里者，必以芩、连之苦寒也。"

（三）传承心得体会

小柴胡汤证的病机为邪在少阳，经气不利，郁而化热所致。治疗以和解少阳为主。《伤寒论》曰："少阳之为病，口苦，咽干，目眩也。"何谓少阳？从表里作解，少阳为半表半里；从脏腑经络作解，少阳为胆（经）与三焦（经）。口苦、咽干、目眩，皆为热证。邪气既不在表，也不在里，或者说既不能出表，又不能入里，而是郁于半表半里，郁热上迫，故见口苦、咽干、目眩等症，如胆经郁火上炎，也可见之。对于少阳病的治疗，汗、吐、下三法均不适宜，只有采用和解之法。本方中柴胡入肝胆经，透解邪热，疏达经气；黄芩清泄邪热；半夏和胃降逆；党参、炙甘草扶助正气，抵抗病邪；生姜、大枣和胃生津。诸药合用，可使邪气得解，少阳得和，上焦得通，津液得下，有汗出热解之功效。

二、师徒答疑

学生：此患者老师应用通因通用之法，此法临床上怎样应用呢？

老师：在本病例中，通因通用之法体现在用通利的药物治疗泻下的疾病，充分体现了中医辨证论治的奥妙。通因通用是《内经》里的治法之一，《素问·至真要大论》言："寒因寒用，热因热用，塞因塞用，通因通用，必伏其所主，而先其所因。"清代徐灵胎云："热结注泄，用通药泻结，以止旁流。"都是说明通因通用的应用原则，运用此法时，要看患者确有寒凝、热蕴、积聚留滞、热结等表现，否则不可概施。"通因通用"即"因势利导"，看似患者泻下不止，但其实际为机体正邪交争的过程，目的是欲将病邪驱出体外，故对于此类患者，非但不能用涩药来制止，相反还要用通药来协助。

这意味着通因通用法的使用，并不局限于此"下利"一证，张仲景对汗出、气上冲、出血等证，都在因势利导的原则下灵活应用，如发汗法治汗出，《伤寒论》曰："太阳病，头痛发热汗出恶风者，桂枝汤主之。""太阳中风，阳浮而阴弱，阳浮者热自发，阴弱者汗自出……桂枝汤主之。"其病因为风寒外袭，病机为卫气抗邪，其汗出应该是反映机体的抗邪能力，欲使病邪由肌表外达，排出体外。因此，不能用止汗之剂，而用解肌发汗之剂，以助驱邪外出。涌吐法治气上冲，《伤寒论》曰："气上冲咽喉不得息者，此为胸中有寒也，当吐之，宜瓜蒂散。"气上冲者，欲上越外达也，其势趋上趋外，仲景因势利导，采用瓜蒂散涌吐以除上冲之疾。破血法治下血，《伤寒论》曰："阳明病，其人喜忘者，必有蓄血……屎虽硬，大便反易，其色必黑者，宜抵当汤下之。"这里大便黑，即血夹便而出之谓。是瘀血之征，用下瘀血的抵当汤以排除之，可谓尽"通因通用"之能事。

第八节　清上温下和肝胃

一、病例简述

（一）诊断现场

张某，男，61岁，2019年9月17日初诊。

患者10年前无明显诱因出现胃脘部胀痛，查胃镜提示慢性萎缩性胃炎，未予重视。近 2 个月胃脘胀痛加重，口服中西药后症状缓解不明显，为求中医药系统治疗来诊。

刻下症：胃脘胀痛，烧心，嗳气，口干渴，乏力，手足凉，纳差，食欲不佳，眠差易醒，小便可，大便溏，日 2 次。舌淡暗，苔白，脉沉略弦。

既往史：慢性萎缩性胃炎病史 10 年。

西医诊断：慢性萎缩性胃炎。

中医诊断：胃脘痛（寒热错杂证）。

治法：缓肝调中，清上温下。

处方：乌梅丸加减。乌梅 15g，细辛 5g，黄连 5g，黄柏 15g，桂枝 15g，当归 20g，花椒 10g，干姜 10g，附子 5g，党参 15g。7 剂，水煎取汁 450mL、150mL，早晚温服。

二诊（2019 年 9 月 28 日）：服药后患者胃胀痛减轻，烧心缓解，上方续服 7 剂。

三诊（2019 年 10 月 8 日）：服药后患者胃胀痛明显好转，余症尽退。续服上方 7 剂，以巩固疗效。

病名	主症	辨证	治法	选药	选方
胃脘痛	胃胀痛，烧心，手足凉	寒热错杂	缓肝调中清上温下	附子	乌梅丸

（二）病案分析

本患寒热错杂，有胃痛、烧心的症状，又有手足凉等表现。治应选平调寒热之乌梅丸，该方本为驱虫剂，乌梅敛肝泻肝，止烦渴，涩肠止利，又制蛔虫扰动；花椒、细辛疏肝通阳，散寒破阴，又能杀虫；附子、桂枝、干姜温阳以制肝脾之寒；黄连、黄柏苦寒以泄肝胃之郁热；党参健脾益气，补脾以制肝；当归补血养肝，与乌梅共达养肝阴、补肝体之效；党参、当归同用，气血双补，全方酸甘焦苦并用，寒温并用，辛开苦降，攻补兼施，土木同调。故亦可用治上热下寒、寒热错杂之证。热重者，可去附子、干姜；寒重者，可减黄连、黄柏；口苦、心下疼热甚者，重用乌梅、黄连，并加川楝子、白芍；无虚者，可去党参、当归；呕吐者，可加吴茱萸、半夏；大便不通者，可加大黄、槟榔。

乌梅丸首载于《伤寒论》中，作为驱虫鼻祖之剂，又可治疗久泻久痢。原文曰："蛔厥者，其人当吐蛔。令病者静，而复时烦者，此为脏寒。蛔上入其膈，故烦，须臾复止，得食而呕，又烦者，蛔闻食臭出，其人常自吐蛔。蛔厥者，乌梅丸主之。又主久利。"《伤寒来苏集》言："仲景此方，本为厥阴诸证立法，叔和编于吐蛔条下，令人不知有厥阴之主方。观其用药，与诸证符合，岂只吐蛔一证耶……蛔得酸则静，得辛则伏，得苦则下。杀虫之方，无更出其右者。久利则虚，调其寒热，扶其正气，酸以收之，其利自止。"《医方考》《伤寒寻源》等古籍及《方剂学》教材都将其作为驱虫剂使用。但事实上，自明代以来，很多中医大家都对此提出过不同的观点，大多数医家认为乌梅丸为厥阴病主方，适用于多种厥阴病证的治疗。该方能清上温下，寒热并用，以调肠寒胃热，邪正兼顾，扶正祛邪，是调治寒热错杂的有效经方，虽然归为驱虫剂，但实为和解剂，和解气机枢纽，使阴阳相交、气机畅达。故无论是从疾病发展的角度，还是方证研究的角度，临证都不可拘泥于单方单证，应不断探究病机的核心，方可在疾病的研究方面取得更大进展。

（三）传承心得体会

乌梅丸是《伤寒论》中治疗厥阴病的方剂，后世医家将其应用范围扩大，临床上只要见到上热下寒所致的寒热错杂证均可应用，该方具有缓肝调中、清上温下的作用。《郑氏家传女科万金方》载本方去黄连、附子，治疗妇女胎前脏毒肠风。《备急千金要方》中多处记载了以乌梅丸为主方加减治疗下痢的例子。清代叶天士抓住肝木克土侮金的病机，对乌梅丸的运用范围较广，咳嗽、呕吐、泄泻、胃痛、背痛、头晕、头痛、疟疾、癥瘕、痉、痫厥及温病皆用之，且称"此仲景泻肝安胃之一法"。刘渡舟教授指出该方所治病证的病因病机为"厥阴疏泄不利，气机失调，以致寒热格拒上下，阴阳气不相顺接，并进而导致脾胃不和，升降失常"。刘铁军教授认为，乌梅丸治疗寒热错杂导致的脾胃病，疗效甚佳。

二、师徒答疑

学生:乌梅丸临床应用十分广泛,老师能给我们讲讲它的组方思路吗?

老师:乌梅味酸,性温平,其酸入肝,又具有柔肝敛阴涩肠之功,能泄浮热、逆肝性;黄连、黄柏大苦大寒,苦寒直折其中,使阳气内敛不至于过度浮越;细辛、肉桂、附子、蜀椒、干姜大辛大热,温补中焦,以后天养先天,继而火暖诸阳;党参、当归益气养血,滋养肝阴,调补五脏。《素问·至真要大论》曰:"厥阴之胜,治以甘清,佐以苦辛,以酸泻之。""厥阴之复,以酸寒,佐以甘辛,以酸泻之,以甘缓之。"乌梅丸为《伤寒论》厥阴病证的代表方剂。厥阴经的生理特点是两阴交尽,而阳气将生,本身即包含阴阳进退与和合之意,故该病证的特点是上热下寒、兼见中虚的寒热错杂之象。厥阴经属肝,阳气受寒邪攻伐,郁而化热易浮动上亢,若再遇情志不畅则肝滞而气机受阻,郁而不发最易损伤脾土,加之阴寒之气伤阳,致中焦虚损不运,导致寒热错杂之泄泻。因此以乌梅丸加味平调寒热、疏肝理脾,通过疏通肝气而调一身之气机,达到化一身之水湿、平机体之阴阳的目的。全方配伍可见大苦大寒合大辛大热之药,寒热错杂,清热而不助寒,温阳而不化火,祛邪而不伤正,扶正而不助邪。

第九节 温中行气消胀满

一、病例简述

(一)诊断现场

袁某,男,58岁,2019年10月18日初诊。

患者平素贪凉饮冷，2 年前出现胃脘部胀痛、畏寒，于当地三甲医院查胃镜示慢性萎缩性胃炎，自行服用奥美拉唑肠溶片，症状略有缓解，仍反复发作。3 天前因恣食生冷后症状加重。患者深受胃脘部胀痛困扰，情绪焦虑，为求中医药系统治疗来诊。

刻下症：胃脘部胀痛，喜温喜按，嗳气，偶有反酸，自汗，神疲乏力，纳差，无食欲，大便溏，日 2 次，舌淡苔白腻，脉虚无力。

既往史：慢性萎缩性胃炎病史 2 年。

西医诊断：慢性萎缩性胃炎。

中医诊断：胃脘痛（脾胃气滞，中焦虚寒）。

治法：温中补虚，行气除胀。

处方：厚朴温中汤合黄芪建中汤加减。厚朴 15g，生姜 10g，炙甘草 15g，草豆蔻 15g，木香 10g，陈皮 20g，茯苓 20g，白芍 20g，甘草 10g，黄芪 50g，桂枝 20g，大枣 10g。7 剂，水煎取汁 450mL、150mL，早晚温服。

二诊（2019 年 10 月 29 日）：服药后患者胃胀痛减轻，怕凉缓解，乏力、自汗减轻。上方续服 7 剂。

三诊（2019 年 11 月 8 日）：服药后患者症状基本消失，上方续服 7 剂以固其效。

病名	主症	辨证	治法	选药	选方
胃脘痛	胃脘部胀痛，神疲乏力，纳差，无食欲	脾胃气滞	行气除胀	厚朴	厚朴温中汤
	胃脘部胀痛，喜温喜按	中焦虚寒	温中补虚	桂枝	黄芪建中汤

（二）病案分析

此患者脾胃为寒湿所伤，气滞不行，厚朴可燥湿下气除满，选用厚朴温中汤。方中厚朴行气消胀，燥湿除满，为君药。草豆蔻温中散寒，燥湿除痰，为臣药。陈皮、木香行气宽中；生姜温脾暖胃以散寒；茯苓渗湿健脾以和中，共为佐药。甘草益气健脾，调和诸药，功兼佐使。诸药合用，寒湿得除，气机得畅，脾胃复健，则胀痛自解。黄芪建中汤是于小建中汤内加黄芪，可增强益气建中之力，阳生阴长，诸虚不足之症自除。故两方合用以行气除胀、温中补虚。

（三）传承心得体会

厚朴温中汤出自李东垣的《内外伤辨惑论》，其功效为行气除满，温中燥湿，为治疗脾胃寒湿气滞的常用方剂，临床应用以胀痛、舌苔白腻为特征，《内外伤辨惑论》曰："厚朴温中汤，治脾胃虚寒，心腹胀满，及秋冬客寒犯胃，时作疼痛……戊火已衰，不能运化，又加客寒，聚为满痛，散为辛热，佐以苦甘，以淡泄之，气温胃和，痛自止矣。"《成方便读》有"夫寒邪之伤人也，为无形之邪，若无有形之痰、血、食积互结，则亦不过为痞满、为呕吐，即疼痛亦不致拒按也，故以厚朴温中散满者为君；凡人之气，得寒则凝而行迟，故以木香、草蔻之芳香辛烈，入脾脏以行诸气；脾恶湿，故用干姜、陈皮以燥之，茯苓以渗之；脾欲缓，故以甘草缓之；加生姜者，取其温中散逆除呕也。以上诸药，皆入脾胃，不特可以温中，且能散表，用之贵得其宜耳"的记载。

二、师徒答疑

学生：老师，临床上厚朴温中汤应该如何应用呢？

老师：李东垣于《内外伤辨惑论》中立此厚朴温中汤一方，认为该方只治邪盛而正气未虚，并非标本同治，厚朴温中汤所治之邪为"客寒"，即证以外感为主，即客寒为本，因此组方重在祛邪。原书云"治脾胃虚寒"，但后述其症状却为"心腹胀满及秋冬客寒犯胃，时作疼痛"，可见其主症为心腹胀满及时作疼痛，心腹胀满而痛，当责气滞与客寒无疑。至于其所言"脾胃虚"及原方后的"戊火已衰，不能运化"，则从症状上不得其见。从治法上看，东垣亦于方后明言："散为辛热、佐以苦甘，以淡泄之。"此中无一补虚之法。再从方剂组成，以方测证来看，该方药共七味，除甘草外，余六味皆以祛邪为功，毫无补益之力，其中理气之药最多，用量又重，且另有茯苓淡渗、干姜散寒，共成理气温中、除满化湿之效。方中甘草虽有补益作用，但用量少，且其补益作用平缓而弱。可见该方非以补虚为主，力在祛邪，以此推断其所治之胀满疼痛诸症，当是邪实为患，非为脾胃之虚所致也。以上，从主治症状、治疗法则及以方测证三个方面分析，厚朴温中汤所治之证非脾胃虚寒，而是气滞为主，并见寒凝湿郁之实证。然此患者胃脘部胀痛，喜温喜按，为中焦虚寒证，故合用黄芪建中汤以温中补虚。

学生：理气药在脾胃病的治疗中应用广泛，老师能给我们讲讲原因吗？

老师：这就要从脾胃的生理功能上理解了，"阳道实，阴道虚"理论首见于《内经》，《素问·太阴阳明论》曰："阳者，天气也，主外；阴者，地气也，主内。故阳道实，阴道虚。故犯贼风虚邪者，阳受之；食欲不节起居不时者，阴受之。阳受之则入六腑，阴受之则入五脏。入六腑者身热不时卧，上为喘呼；入五脏者，则腹满闭塞，下为飧泄，久为肠澼。故阳受风气，阴受湿气。"所谓"阳道实，阴道虚"，其实是高度概括了脏与腑的生理病理特点。从生理上看，脾属阴，胃属阳，二者具有不同的生理功能和特点。脾的生理特点主要在升、运两方面，胃的生理功能则主要在通降。脾胃居于人体中焦，脾气主升，将运化吸收的水谷精微及津液等物质向四周布散，有助于胃腑的通降；胃气主降，将受纳之水谷、食物通降下行，也有助于脾气之升运，脾胃之气升降相因，为气机升降之枢纽，一方面保证了受纳运化功能的正常进行，另一方面在维护内脏位置上起着重要作用。从病理上看，脾为脏，五脏藏精气而不泻，为阴而主内，故多虚；胃属腑，六腑传化物而不藏，为阳而主外，故多实，即《伤寒论》中的"胃家实"。

脾胃的气机正常运行，疾病自然无以生，且肝与脾胃关系密切，肝气疏泄条达，则脾胃升降相宜。若肝气失于疏泄，则横逆犯胃，出现反酸、嗳气等一系列症状。脾胃之气的升降协调，与肝气的疏泄功能关系密切，两者在生理功能上相互为用，病理状态上相互传变。从五行学说来看，肝属木，脾胃属土，肝与脾胃之间存在相克的关系，即木克土，土气壅滞，木气条达，用木气的条达来制化土气的壅滞，使土气不过于壅滞，而能正常完成其运化功能。张锡纯在《医学衷中参西录》中亦曰："人之元气，根基于肾，萌芽于肝，脾土之运化水谷，全赖肝木之升发疏泄，而后才能运化畅达健运，故曰土得木而达。"即土须木疏，脾得肝之疏泄，则运化健旺。《素问·玉机真脏论》说："五脏受气于其所生，传之于其所胜……肝受气于心，传之于脾。"明代张景岳指出："以饮食劳倦而致胁痛者，此脾胃之所传也。"指出了肝病与脾胃病之间相互传遍的病理变化，肝气的条达与脾胃生理功能的正常运转关系密切，故临床中治疗脾胃病时，加入疏肝理气药效果颇佳。

第六章 肿瘤相关疾病

第一节 表里双解，巧用和法治肿瘤

一、病例简述

（一）诊断现场

患者，男，72 岁，2020 年 7 月 13 日初诊。

患者 3 年前无明显诱因出现右胁肋部胀痛，就诊于当地医院，行肝 MRI 明确诊断为肝癌，给予对症治疗后症状改善出院，其后多次就诊于某三甲医院住院治疗。3 天前症状加重，今为求中医系统治疗来诊。

刻下症：右胁肋胀痛，恶风，微汗出，乏力，口苦咽干，双下肢浮肿，纳差，眠可，小便涩痛，点滴难出，大便可，舌质红，苔薄黄，脉弦细。

西医诊断：肝癌。

中医诊断：癌病（太阳少阳并病，水热互结证）。

治法：和解表里，利水渗湿。

处方：柴胡桂枝汤合猪苓汤加减。柴胡 20g，白芍 20g，党参 15g，甘草 10g，黄芩 15g，桂枝 15g，大枣 20g，生姜 10g，猪苓 20g，土茯苓 30g，滑石 20g，泽泻 20g，阿胶 5g，半边莲 15g，半枝莲 15g，全蝎 5g。5 剂，水煎取汁 450mL、150mL，早晚温服。

口服院内制剂化癥散积颗粒，每次 2 袋，每日 3 次。

二诊（2020 年 7 月 24 日）：服药后患者恶风明显好转，小便次数增多，水肿减轻。上方去黄芩，加白术 15g，黄芪 40g，合金铃子散，续服 10 剂。

三诊（2020 年 8 月 4 日）：服药后患者外感症状消失，胁肋胀痛稍有缓解，继服上方 15 剂，以固疗效。后续随病情变化，观其脉证，知犯何逆，随证治之。

病名	主症	辨证	治法	选药	选方
癌病	恶风，微汗出，口苦咽干	太阳少阳并病	和解表里	柴胡	柴胡桂枝汤
	双下肢浮肿，小便涩痛，点滴难出	水热互结	利水渗湿	猪苓	猪苓汤

（二）病案分析

中医学认为肿瘤的产生是因脏腑功能失调，气血阴阳失和导致痰湿、血瘀、热毒、寒凝、气滞、癌毒等凝结不散，卫外不固，外邪侵袭与内生邪毒相互搏结，久而成积所致。《灵枢·上膈》曰："喜怒不适，食饮不节，寒温不时……邪气胜之，积聚以留。"《素问·阴阳应象大论》曰："积阳为天，积阴为地。阴静阳躁，阳生阴长，阳杀阴藏。阳化气，阴成形。"故肿瘤的发生是因机体阴阳气血失和所致。

柴胡桂枝汤与猪苓汤均出自《伤寒论》。柴胡桂枝汤为少阳、太阳表里双解之剂，取小柴胡汤、桂枝汤各半，合剂而成。桂枝汤调和营卫，解肌辛散，以治太阳之表，小柴胡汤和解少阳，调理枢机，以治半表半里。猪苓汤以猪苓为君，专以淡渗利水；臣以泽泻、茯苓之甘淡，泽泻性寒兼可泄热，茯苓健脾以助运湿；佐入滑石之甘寒，利水、清热两彰其功，阿胶滋阴润燥，既益已伤之阴，又防诸药渗利重伤阴血。两方合用起到解表清热、利水渗湿之效。

（三）传承心得体会

刘铁军教授认为柴胡类方的加减运用为和法的精髓所在。《伤寒论》中柴胡证的病因为"血弱气尽，腠理开，邪气因入"，这正与肿瘤本虚标实、邪正相搏的机理类似。柴胡类方可以宣畅三焦气机，沟通表里之间的联系，调和五脏六腑的气机运行，扶正祛邪，平衡阴阳。桂枝汤乃《伤寒论》群方之首，《伤寒附翼》记载："仲景群方之魁，滋阴和阳，调和营卫，解肌发汗。"桂枝汤中桂枝与白芍相须为用，和血脉，固腠理，使营卫之气归于平衡。以桂枝汤为基础的类方体现了中医和法的思想，如桂枝加龙骨牡蛎汤调和阴阳；黄芪桂枝五物汤调和气血；小建中汤调和脾胃。《伤寒明理论》记载："伤寒邪在表者，必渍形以为汗，邪气在里者，必荡涤以为利，其于不外不内，半表半里，既非发汗之所宜，又非吐下之所对，当是和解，则可以矣。"《景岳全书》记载："气之在人，和则为正气，不和则为邪气。"张景岳曰："凡病兼虚者，补而和之：兼滞者，行而和之；兼寒者，温而和之；兼热者，凉而和之。和之为义广矣……务在调平元气，不失中和之为贵也。"刘铁军教授在临床中善于运用和法治疗肿瘤，同时和法也蕴含在其他治法当中。对于肿瘤，刘铁军教授强调要扶正与攻邪并重，根据《医学入门》提出的"先补虚，使气血旺，则积消"的治疗原则，抓住邪正盛衰的变化，把握阴阳虚实的转化，在不伤正气的情况下，杀灭更多的肿瘤细胞，抑制肿瘤细胞的增长，改善患者的生活质量。

二、师徒答疑

学生：老师，您认为在治疗肿瘤疾病时应用和法有哪些优势？

老师："和法"即中医八法中的和解法，其脱胎于中华民族深厚的"中和"思想，《内经》记载"阴平阳秘，精神乃治""内外调和，邪气不能害""谨察阴阳所在而调之，以平为期"。和解法即根据患者的具体情况，调和阴阳，达到"阴平阳秘，精神乃治"的健康状态。《伤寒论》创立了用桂枝汤调和营卫，小柴胡汤和解少阳，柴胡桂枝汤和解表里，乌梅丸调和寒热等和法方剂。何廉臣增加了苦辛分消、平其复遗、调其气血等治法，扩展了和法的应用范围。针对肿瘤疾病错综复杂的病因病机，抓住其中阴阳的关系，调和其中各种矛盾、对立的情况，利用相对平和、互相制约的药物进行配伍，把握疾病的总体趋势，鼓舞人体自身的抗邪能力，使机体与肿瘤达到一个相对平衡的状态。肿瘤患者不可妄用攻伐，也不可谨慎失治，须兼顾攻补之度，充分体现对肿瘤的治疗"不仅是治人，更重要的是救人"的道理。

学生：老师您在临床中运用和法治疗肿瘤的同时，还应注意哪些方面？

老师：运用和法首先要固护中焦脾胃，注重疏肝理脾，保护中焦运化功能。"有胃气则生，无胃气则死"。不可妄用攻伐，也不可过于滋腻，补脾更重运脾，调畅脏腑气机，重振气血生化之源。对于癌症晚期或经治疗后脾胃衰败的患者，在运用和法的同时，也要注重固护脾胃，调畅气机。固护脾胃常用黄芪、白术、党参等健脾益气，如补中益气汤；消食和胃常用山楂、神曲、莱菔子等，如保和丸；调畅气机常用柴胡、陈皮、香附等疏肝理气，如柴胡疏肝散。脾气得升，胃气得降，升降相宜，正气得复。

肾为先天之本，元气之根源，五脏之伤，穷必及肾。肝为相火之所藏，体阴而用阳，肝藏血，肾藏精，肝肾同源，久病及肾，势必影响肝脏。邪毒耗伤肝血肾精，导致先天不足，无以鼓动后天气血津液的运化。在治疗时可以肝肾同治，选用黑附子、枸杞子、鹿角胶、山茱萸、杜仲、菟丝子、肉苁蓉、熟地黄等药物滋补肝肾，使先天得充，阳气来复，处方常用左归丸、右归丸等治疗。

朱丹溪的"阳常有余，阴常不足"之说与肿瘤疾病有密切的联系。肿瘤多属阳毒，在其扩散发展中不断煎灼消耗津液，出现热盛津亏之象，此时应以滋阴清热、养阴固精为主要治法，治疗阴虚阳盛之证，可选百合固金汤、知柏地黄丸等方剂。

肿瘤病机错综复杂，有时不仅表现出单一的寒热矛盾，往往出现寒热错杂之证。一方面正气亏虚，无力温煦机体，出现寒证；另一方面肿瘤快速生长，相火旺盛出现热证。邪热内盛与阳气虚衰互相影响，导致邪气愈盛，正气愈衰。此时当寒温并用，清热攻伐的同时给予扶正益气之品，使寒热协调，阴阳相和。

学生：我观察到老师在治疗肿瘤的过程中，常用院内制剂化癥散积颗粒，是什么原因呢？

老师：这是我在导师任继学国医大师指导下，根据近20年的临床经验，研制的针对肿瘤患者的院内制剂，该制剂曾获得国家自然科学基金委员会和吉林省科技厅立项研究及资助。该制剂功擅攻毒散结、滋阴清热，用于热毒内蕴、肝肾阴虚之癌肿（积聚）的治疗。症见胸胁或脘腹胀满疼痛，疼痛拒按，体瘦食少，心烦易怒，身热盗汗，手足心热，身目发黄，口干口苦，小便短赤，大便干结或黏腻不爽，舌红少苔，脉弦细数，疗效确切。已成为我院的品牌制剂，深受省内外同行及患者的好评。

第二节　清热化痰，固肾消积攻毒窠

一、病例简述

（一）诊断现场

患者，男，54 岁，2020 年 5 月 20 日初诊。

患者 2 个月前无明显诱因出现咳嗽、咳血，就诊于某三甲医院，诊断为肺癌，行手术治疗后病情稳定出院。3 天前上述症状加重，同时伴有咳痰，为求中医系统治疗来诊。

刻下症：咳嗽，咳痰黄稠，带血丝，乏力，午后潮热，腰背酸痛，胸膈痞闷，心烦易怒，口干，恶心欲呕，纳差，眠差多梦，二便尚可。舌红苔黄，脉弦细数。

西医诊断：肺癌。

中医诊断：癌病（痰热互结，肺肾阴虚）。

治法：清热化痰，滋阴止咳。

处方：百合固金汤合清气化痰丸加减。百合 20g，生地黄 30g，熟地黄 20g，玄参 30g，浙贝母 30g，桔梗 20g，甘草 10g，麦冬 30g，白芍 20g，当归 20g，杏仁 10g，瓜蒌 30g，茯苓 20g，枳实 15g，胆南星 8g，黄芩 15g，陈皮 15g，姜半夏 10g，生姜 10g。10 剂，水煎取汁 450mL、150mL，早晚温服。

口服院内制剂化癥散积颗粒，每次 2 袋，每日 3 次。

二诊（2020年5月31日）：服药后患者咳嗽咳痰减轻，痰中无血，恶心、痞闷缓解，食欲渐强，上方续服10剂。

三诊（2020年6月10日）：服药后患者咳嗽、咳痰基本消失，诸症皆有改善，故上方减清气化痰汤，加黄芪50g，党参15g，白术20g，15剂，取培土生金之意以助肺气恢复。后续口服化癥散积颗粒，病情变化随诊。

病名	主症	辨证	治法	选药	选方
癌病	咳嗽，痰中带血，午后潮热，腰背酸痛	肺肾阴虚证	滋阴止咳	百合、麦冬	百合固金汤
	咳痰黄稠，胸膈痞闷，恶心欲呕	痰热互结证	清热化痰	胆南星、瓜蒌	清气化痰丸

（二）病案分析

该患以咳嗽、痰中带血为主诉，肺癌术后，日久阴血渐耗，耗伤人体正气，痰阻气滞，气郁化火，痰热互结。予百合固金汤以滋养肺肾、养血止血，佐以清气化痰丸清热化痰。百合固金汤出自《慎斋遗书》，方中百合滋阴润燥，清肺止咳；生地黄、玄参、麦冬滋养肺肾，清降虚火；熟地黄、当归、白芍滋阴养血，止咳逆上气；桔梗、浙贝母宣肺祛痰止咳；甘草调和诸药，祛痰止咳。合而用之，使阴液充足，肺肾得养，虚火自降，诸症自能随之而愈。清气化痰丸出自《医方考》，方中胆南星、瓜蒌清热化痰，共为君药；黄芩苦寒，清泻肺火，半夏化痰散结、降逆止呕，共为臣药；佐以杏仁降利肺气，陈皮理气化痰，枳实破气化痰，并佐茯苓健脾渗湿；生姜制半夏之毒，又增强祛痰降逆之力。两方合用起到清热化痰、滋阴止咳之效。

（三）传承心得体会

痰邪致病，历代医家都有论述，刘铁军教授认为痰为阴邪，难以速去，临床常不单独致病，多夹杂他邪。邪气日久可郁而化热，壅滞三焦，煎灼津液，损耗正气，可使病情加重，形成有利于肿瘤生长与转移的环境，增加治疗的难度，加快疾病的发展。

刘铁军教授根据朱丹溪"治宜疏厥阴之滞，清阳明之热，行污血，散肿结"的理论，治痰时重在调和气血、补脾固肾、疏肝解郁。现代研究表明痰浊与肿瘤的产生与发展、肿瘤微环境、肿瘤的增殖转移都有密切关系。中医治疗痰浊不仅遏制了肿瘤的发展，破坏了肿瘤赖以生存的微环境，同时去除了阻碍气血运行的障碍，使气血充盈，气机条达，有利于增强正气，以更好地对抗癌毒。

二、师徒答疑

学生：关于痰与肿瘤的关系，老师有哪些见解呢？

老师：古人认为"百病多由痰作祟"，恶性肿瘤的形成和发展与痰有密切的关系。痰浊在形成后，阻滞气机运行通道，影响气血输布，扰乱水液代谢，停聚于体内，成为疾病宿根。朱丹溪对痰浊致病有深刻研究，《丹溪心法》曰："凡人身上中下有块者，多是痰。""痰夹瘀血，遂成窠囊。"说明痰浊与癥瘕积聚的形成密切相关。在恶性肿瘤的发病过程中，痰、湿、瘀、热、寒等多因素交融凝聚生成癌毒。虽然痰浊并非诱发肿瘤疾病的直接病因，但其为肿瘤的进一步发展提供了条件，尤其与诸邪相合，或化热、夹湿、夹瘀，变化多端，难以治疗。同时，正气亏虚是肿瘤产生的根本原因，而痰浊内停是导致正气亏虚的关键因素，正气亏虚又能进一步导致痰浊的加重。古人说"至虚之处，便是容邪之所"，因正气不足，导致邪气有余，痰浊对正气的损伤可进一步加重病情而形成恶性循环，迁延不愈。痰浊经三焦、经脉流行，来去自如，聚散无常，可散布周身。痰为阴邪，其性阴柔黏滞，会使癌毒在适宜的位置生成新的病灶，导致迁延难愈。现代研究也表明，痰浊的存在容易引起肿瘤转移，故临床上当以扶正益气为本，结合患者正邪强弱，寒热虚实，灵活配伍，运用化痰消积法进行针对性治疗。

学生：老师在临床上如何从痰论治肿瘤疾病？

老师：首先，要以固护脾肾为主。《景岳全书》云："夫人之多痰，悉由中虚而然，盖痰即水也，其本在肾，其标在脾，在肾者，以水不归源，水泛为痰也；在脾者，以食饮不化，土不制水也。"痰的生成为水液代谢失常所致，水液的正常输布排泄，主要依靠肺、脾、肾的气化作用，其中固护脾肾尤为关键。治疗时要治病求本，不仅要化痰攻积，更要调理脾胃、固护肾元。若脾气不足可选用苓桂术甘汤、平胃散、六君子汤等加减以健脾利水；若肾气亏虚，可用真武汤、金水六君煎、济生肾气丸等加减以温肾利水。

其次，条达气机则痰可消。气属阳，痰属阴，气是维系机体正常生理功能的源动力。气血通畅则痰无法生成。朱丹溪曰："善治痰者，不治痰而治气，气顺则一身津液亦随气而顺矣。"故治痰的同时不忘治气。肿瘤患者常有郁证，加之情志不遂，忧思重重，气血痰毒郁结不去，更加体现了治气的重要性。若患者以气虚为主，当虚则补之，选用参苓白术散；若患者以气滞为主，当疏肝理气，选用越鞠丸、癫狂梦醒汤；若患者以气逆为主，当降气和胃，选用苏子降气汤。调气时要注重肝气的条达，同时不可过用辛香理气之品，以免耗伤正气。

最后，痰热或生瘀血，清湿热、逐瘀血为治痰良法。除本病例所涉及的痰热等病理产物外，临床还可见瘀血的产生，即朱丹溪所创"痰夹瘀血，遂成窠囊"之说，提示我们治痰要注重痰瘀同治。痰浊阻滞经脉、三焦，气血运行不畅，毒邪无法排出，血行缓慢，流溢脉外而成瘀血。唐容川《血证论》记载："痰水之壅，由瘀血使然。""血积既久，其水乃成。"说明痰浊、血瘀往往相兼为病。痰瘀互结后往往郁久生热，热邪煎灼，痰瘀更加顽固，故应痰瘀同治，清热祛瘀。要注重对血溢脉外的原因加以治疗，通过行气活血，清热降火，使瘀血消散，邪热得除，让血重归脉内，则出血可止。《景岳全书》说："凡治血证，须知其要，而血动之由，唯火唯气耳。"治血应注意清热祛湿，湿热凝聚即可迫血妄行，治当疏肝解郁，清热除湿，调畅气机，收纳肾气，则瘀血可除，热邪得灭。

第三节　益气助阳除邪热

一、病例简述

（一）诊断现场

患者，男，59 岁，2020 年 7 月 3 日初诊。

患者 4 个月前无明显诱因出现胃脘部疼痛，伴有发热，体温维持在 37℃以上，就诊于某三甲医院，诊断为胃癌，给予抗癌等治疗，病情略有好转。3天前患者感受风寒，上述症状加重，今为求中医系统治疗来诊。

刻下症：胃脘疼痛，发热，体温 38℃左右，夜间较重，身痛，咳嗽，恶寒甚，乏力，四肢不温，恶心，纳眠差，小便少，大便可，舌质红，苔薄白，脉沉数。

西医诊断：胃癌发热。

中医诊断：癌病，发热（阳虚外感证）。

治法：助阳除热，解表散寒。

处方：再造散合小续命汤加减。桂枝 15g，羌活 15g，附子 5g，党参15g，黄芪 50g，炙甘草 15g，防风 10g，川芎 20g，白芍 20g，细辛 5g，生姜15g，大枣 15g，独活 15g，麻黄 5g，防己 15g，黄芩 10g，杏仁 10g，当归10g，大黄 3g。5 剂，水煎取汁 450mL、150mL，早晚温服。

口服院内制剂化癥散积颗粒，每次 2 袋，每日 3 次。

二诊（2020 年 7 月 14 日）：服药后患者发热明显好转，体温在 37℃左右，恶寒减轻，上方去小续命汤，合血府逐瘀汤，续服 10 剂。

三诊（2020 年 7 月 25 日）：服药后患者诸症较前好转，未见发热。上方续服 10 剂，后续随病情变化，观其脉证，知犯何逆，随证治之。

病名	主症	辨证	治法	选药	选方
癌病、发热	发热，乏力，四肢不温	阳虚发热	助阳除热	桂枝、羌活	再造散
	发热，恶寒，身痛，咳嗽	外感风寒	解表散寒	麻黄	小续命汤

（二）病案分析

癌性发热是在肿瘤发生发展和治疗过程中常见的并发症之一。其病因主要为：①肿瘤细胞所产生的内源性致热源，刺激体温调节中枢，导致机体发热。②肿瘤细胞释放的抗原物质引起了机体的免疫反应。③在生长迅速的肿瘤部位，因血管紊乱导致血液运行不畅，使局部缺血缺氧而肿瘤组织坏死，引起发热。④肿瘤内白细胞浸润引起炎症反应等。癌性发热常见于原发性肝癌、原发性支气管肺癌等，约有三分之二的恶性肿瘤患者病程中伴有发热。临床常表现为持续性发热，多为低热，持续时间可达数周以上。癌性发热病程较长，容易反复发作，在病程中常因外感加重，长期发热可引起机体消耗增加，器官功能受累，降低免疫功能，加快肿瘤的进展，影响患者生存质量。

再造散出自《伤寒六书》，专治素体阳虚，邪气侵袭发热之证。该方用黄芪、人参（党参代）、附子补气助阳，鼓舞正气对抗邪气，驱邪外出，又可防阳随汗脱；桂枝、细辛、羌活、川芎、防风疏风散寒，以解表逐邪；芍药和营，养血柔肝，并制诸辛药之燥；煨姜温胃，大枣滋脾，助脾胃生发之气，调营卫而资汗源；甘草甘缓，调和诸药。诸药合用益气助阳，甘温除热，扶正而不留邪，发汗而不伤正，尤善治疗肿瘤患者正气亏虚、邪热难去之象。

小续命汤出自《备急千金要方》，该方以麻黄汤、桂枝汤加防风、防己祛风通络，驱外来之风邪；附子、人参（党参代）温阳益气，有扶正祛邪之功；川芎上行头目，且能活血化瘀，取"血行风自灭"之意；黄芩制诸药之温热。两方相合起到助阳除热、解表散寒之效。

（三）传承心得体会

刘铁军教授认为癌性发热以气（阳）虚发热型、阴虚发热型、瘀血内阻型最常见。气（阳）虚发热型的原因是脾胃升降失司，运化无力，气机不畅，相火不得制约，加之卫气虚弱，虚阳外越而发热。其临床表现为体温时高时低，或低热不退，乏力，心悸气短，食少懒言，大便溏，舌体胖嫩，边有齿痕，脉沉细无力等。阴虚发热是由于恶性肿瘤引起脏腑虚损，导致阴阳失调，日久耗气伤阴，阴液乏竭，致使阴不制阳，虚阳浮越。其临床表现为中低度发热，以午后或晚间为主，肢倦神疲，手足心灼热，咽干舌燥，或烦渴欲饮，食少纳呆，舌红有裂纹，少苔或无苔，脉细数。瘀血内阻型是因气郁化火，煎灼津液，或久病入络成瘀，瘀血停于体内，气血郁遏不通而化热。其临床表现为黄昏、夜间发热，状如阴虚，唇口干燥，但欲漱水不欲咽，伴见身体局部疼痛，舌暗或有瘀点，眼周青黑，脉涩。

刘铁军教授在治疗癌性发热时灵活处方，不拘泥于一法。对于气（阳）虚发热型常用补中益气汤、再造散等；对于阴虚发热型常用青蒿鳖甲汤、当归六黄汤、清骨散、百合固金汤等；对于瘀血内阻型常用血府逐瘀汤、复元活血汤等；气郁发热型多因情志抑郁，肝气不能条达，气郁化火，肝火内盛，导致气郁发热，其临床表现多为低热或潮热，热势常随情绪波动而起伏，精神抑郁，胁肋胀满，烦躁易怒，口干而苦，纳食减少，舌红，苔黄，脉弦数，对于气郁发热型常用柴胡疏肝散、丹栀逍遥散等；湿热壅盛型常因机体运化失司，湿浊黏腻不去，与热邪相合，湿热互结，郁而发热，其临床表现为热势缠绵、午后热高、身重疲乏、神志昏沉、胸脘痞满、不思饮食、大便黏腻不爽、小便不利或黄赤、舌红苔黄、脉滑数等，对于湿热壅盛型多用龙胆泻肝汤、黄连解毒汤、三仁汤等。中医学强调治病必求其本，癌性发热为肿瘤本身所致，故应积极治疗原发病。值得一提的是刘铁军教授根据经典理论"六腑以通为用"，在治疗癌性发热时，也少佐通下之品，取"以泻代清"之意，不仅可使排便正常、规律，还可让腑气通畅，毒邪可出，新谷得入，正气得养，有助于去除邪热。

二、师徒答疑

学生：从中医角度如何认识癌性发热？

老师：中医学认为癌性发热属于内伤发热范畴，是由恶性肿瘤引起机体脏腑功能失调，正虚邪实，或久病损伤中焦脾胃，元气受损，气血阴阳亏虚所致。内伤发热病因繁多，《景岳全书》记载："至若内生之热，则有因饮食而致者，有因劳倦者，有因酒色而致者，有因七情而致者，有因药饵而致者，有因过暖而致者，虽其所因不同……在内者但当察脏腑之阴阳。"对于癌症患者来说，主要是瘤体消耗机体之正气，导致气血阴阳失衡，脏腑功能失调，加之痰、瘀、毒互结为病，且往往多因素兼见为患。临床可分为虚实两大类，气滞、血瘀、痰湿所致者为实，脏腑气血阴阳不足所致者属虚。对于癌症患者来说多数为本虚标实，气阴亏虚为其基本病机，同时伴有气郁、血瘀、痰湿等不同情况。

学生：在本病例中，老师从阳气亏虚的角度论治癌性发热，这其中有什么深刻的含义？

老师：中医学认为阳气亏虚为肿瘤生成的基础。阳气亏虚，毒邪易于积聚，故郁久生热，同时正气无法抗衡邪热。若对症治疗，妄用清热、活血、化痰、攻毒之法，则易损伤脾胃，正气亏虚，邪热反炽。癌性发热，多见微热，常在劳累后发作，兼见气短乏力、倦怠嗜卧等，这些症状反映了阳气亏虚为其基本病机。癌性发热起病缓慢，迁延不愈，湿热、瘀血、痰湿等病理产物不断生成，久则阳损及阴，脾肾阳虚，运化失常，气血津液生化乏源，出现阴阳两虚证。对于癌性发热，再造散亦是治疗的良方，该方原用于治疗"头痛发热……恶寒，无汗……汗不出者"。因阳虚无汗，此方可使汗液再出，由此得名再造散。该方助阳益气解表，甘温除热法的关键在于运用黄芪、党参等甘温益气之品，但临床症状错综复杂，故治疗时可根据具体情况，配合化痰、活血、解毒、清热等药物进行治疗。

第四节　虫类擅行，入络逐邪

一、病例简述

（一）诊断现场

患者，女，59 岁，2020 年 5 月 5 日初诊。

患者 1 年前因肝癌行肝小叶切除术后出现腹胀，就诊于我院，给予保肝降酶、利尿、抗肿瘤等对症治疗，症状好转出院，此后上症反复发作，时轻时重。5 天前上述症状加重，伴右胁肋隐痛，今为求中医系统治疗来诊。

刻下症：右胁肋刺痛，胃脘部不适，腹胀，后背酸痛，双下肢乏力，面色黧黑，口苦，纳眠可，小便正常，大便不成形，色黑，3~4 日一行，舌紫暗有瘀斑，脉弦涩。

西医诊断：肝癌。

中医诊断：癌病（瘀血内结证）。

治法：化癥消瘀。

处方：大黄䗪虫丸加减。土鳖虫 10g，杏仁 15g，桃仁 10g，炙甘草 15g，没药 10g，虻虫 2g，水蛭 5g，白芍 20g，乳香 5g，生地黄 30g，大黄 3g，枳壳 5g，柴胡 15g，蜈蚣 2 条，守宫 2 条，半边莲 15g。10 剂，水煎取汁 450mL、150mL，早晚温服。

口服院内制剂化癥散积颗粒，每次 2 袋，每日 3 次。

二诊（2020 年 5 月 16 日）：服药后患者腹胀减轻，右胁肋隐痛缓解，大便 2 日 1 次，较前好转。上方加黄芪 50g，当归 20g，炒白术 20g，续用 10 剂以健脾养血。

三诊（2020 年 5 月 27 日）：服药后患者诸症缓解，舌体瘀斑渐消。上方续服 15 剂，后续口服化癥散积颗粒，病情变化随诊。

病名	主症	辨证	治法	选药	选方
癌病	右胁肋刺痛，肌肤甲错，大便色黑	瘀血内结证	化瘀消癥	土鳖虫	大黄䗪虫丸

（二）病案分析

本患日久，久病入络，正如《素问·缪刺论》曰："今邪客于皮毛，入舍于孙络，留而不去，闭塞不通，不得入于经，流溢于大络，而生奇病也。"肿瘤即在"奇病"之中。《灵枢·百病始生》记载："是故虚邪之中人也，始于皮肤……留而不去，传舍于肠胃之外，募原之间，留著于脉，稽留而不去，息而成积，或著孙脉，或著络脉。"邪气客于络脉，久之凝结成癥瘕积聚。在肿瘤的发病过程中，络脉之津血渗出，留而为瘀，久之毒邪凝聚成瘤。更为严重的是，癌毒外散，随着络脉循行，遍及全身，癌毒阻滞并损伤络脉，导致正气损耗，血脉不通，出现严重且持久的癌性疼痛，预后差。

（三）传承心得体会

络病学说起源于《内经》。《灵枢·脉度》曰："经脉为里，支而横者为络，络之别者为孙。""中焦出气如露，上注溪谷，而渗孙络……血和则孙脉先满溢，乃注于络脉，皆盈，乃注于经脉。"气血津液循环周行于孙脉、络脉、经脉，三者互相交通。络脉遍布周身，发挥着沟通表里、卫外抗邪、通行气血、贯通营卫等功能。医圣张仲景进一步提出了六淫邪气、瘀血内停、痰饮留滞，阻于络脉的病机，运用大黄䗪虫丸、鳖甲煎丸、抵当汤等名方治疗癥瘕、疟母、肝着，为后世广泛运用虫类药奠定了基础。

二、师徒答疑

学生: 老师如何理解络病学说？

老师：温病四大家之一的叶天士提出"络病"这一病名，将络脉分为经络之络、血络之络和脏腑之络，提出"初病气结在经，久病血伤入络"和"久痛在络，营中之气，结聚成瘕"等理论。《临证指南医案》记载："每取虫蚁迅速飞走诸灵，俾飞者升，走者降血无凝著，气可宣通，与攻击除坚，徒入脏腑者有间。"临床常用"蠕动之物，松透病根"，运用辛味通络、虫蚁通络、扶正通络等法治疗络脉瘀滞。近代关于络脉的研究更加深入，络脉是从经脉横出的分支、逐层延伸、遍布全身、广泛分布于脏腑组织间的网络系统。络脉中气血运行缓慢，有利于津血互换，但当致病因素损伤络脉时，狭窄的络脉易滞易瘀、易积成形。总结下来，由于络脉的生理病理特点，外邪、内伤、久病等因素均可导致络病，引起局部疼痛、痿痹、血证、积聚等。

学生：老师在临床中怎样运用虫类药治疗肿瘤疾病？

老师：毒邪入络成积是恶性肿瘤发生的关键因素，恶性肿瘤的治疗常运用以毒攻毒、祛瘀通络、化痰散结、清热解毒、益气扶正等治法，去除有形之实邪，补充正气之虚损。虫类药物为血肉有情之品，性喜攻逐走窜，药性峻猛，能逐瘀血、破坚痞，搜剔疏拔，通利血脉及九窍，其功乃草木、矿石之类药物所不能比拟。如蜈蚣、守宫、全蝎、水蛭、地龙等为治疗肿瘤的常用虫类药。

蜈蚣，辛，温，有毒，归肝经。《医学衷中参西录》曰："蜈蚣，走窜主力最速，内而脏腑，外而经络，凡气血凝聚之处皆能开之。性有微毒，而转善解毒，凡一切疮疡诸毒皆能消之。"蜈蚣性善行能散，能开瘀散结、搜风通络，可入血行气，外走皮肤，内入脏腑，去瘀血恶肉，可治寒热积聚。守宫，性味咸、寒，有小毒；归肝、心经。《本草纲目》谓守宫"咸寒，有小毒，祛风定惊，散结解毒外用治溃疡、癌肿。"全蝎，辛，平，有毒，归肝经。张寿颐言："蝎乃毒虫，味辛。其能治风者，盖亦以善于走窜之故。"张锡纯《医学衷中参西录》云："其性虽毒，转善解毒，消除一切疮疡，为蜈蚣之伍药。"此药为治风要药，具有息风镇痉、攻毒散结、通络止痛之功。水蛭，咸，苦，平，有小毒，归肝经。《本经逢原》云："咸走血，苦胜血，水蛭之咸苦以除蓄血，乃肝经血分药，故能通肝经聚血，攻一切恶血坚积。"

水蛭活血祛瘀、消癥散积，其性峻猛，常与地龙相配伍。地龙咸、寒，归肝、脾、膀胱经。其味咸，能入血分，有活血通络之效，同时具有清热定惊、平喘利尿的作用。

第五节　活血通脉消积聚

一、病例简述

（一）诊断现场

患者，女，78岁，2020年8月19日初诊。

患者1个月前出现胃脘刺痛，未予重视及系统诊治。20天前出现腰背痛，自服三七片治疗，病情未见改善。10天前就诊于某三甲医院，诊断为胃癌，今为求中医系统治疗来诊。

刻下症：胃脘刺痛，入夜尤甚，腹胀痛，腰背痛，难以转侧，口干咽燥，肌肤甲错，乏力，纳眠差，小便黄，大便4日1次，质干，如羊粪状，舌质紫暗有瘀点，脉弦涩。

西医诊断：胃癌。

中医诊断：癌病（血脉瘀阻，津亏肠燥）。

治法：活血消癥，滋阴润肠。

处方：复元活血汤合新加黄龙汤加减。酒大黄6g，桃仁10g，柴胡15g，红花15g，天花粉15g，当归20g，甘草15g，水蛭5g，党参15g，芒硝3g，玄参30g，麦冬30g，生地黄50g，生姜10g。5剂，水煎取汁450mL、150mL，早晚温服。

口服院内制剂化癥散积颗粒，每次2袋，每日3次。

二诊（2020年8月25日）：患者服药后腹胀满减轻，腰背、胃脘刺痛缓解，大便可，日 1 次。上方去芒硝，酒大黄减至 3g，加白术 30g，黄芪 50g，续服 10 剂。

三诊（2020 年 9 月 12 日）：患者服药后诸症缓解，但睡眠较差。上方加酸枣仁 10g，牡蛎 20g，龙骨 20g，续服 15 剂。后续随病情变化，观其脉证，知犯何逆，随证治之。

病名	主症	辨证	治法	选药	选方
癌病	胃脘刺痛，肌肤甲错	血脉瘀阻	活血消癥	桃仁、红花、酒大黄	复元活血汤
	腹胀，大便如羊粪状	津亏肠燥	滋阴润肠	玄参、麦冬、生地黄	新加黄龙汤

（二）病案分析

《内经》中有多处关于积聚与血瘀证关系的记载，如"喜怒不适，寒温不时，邪气盛之，积聚以留""血滞则不通""血凝则不流"等。气血瘀滞导致经络不通，阻塞毒邪出路，导致癌毒凝结不散，聚而成巢，扩散周身。复元活血汤出自《医学发明》，方中柴胡、当归疏肝行气，和血止痛；酒大黄活血祛瘀，引瘀血下行；桃仁、红花、天花粉行血润燥；甘草调和诸药。诸药同用，使瘀去新生，气行血活，肝络通畅。新加黄龙汤出自《温病条辨》，方中大黄（酒大黄代）、芒硝泄热通便，荡涤肠胃实热，为方中君药；党参、当归益气养血，扶正补虚，为方中臣药；生地黄、玄参、麦冬甘寒质润，滋养阴液，润肠，寓有"增水行舟"之义，共为佐药；甘草益气和中，顾护胃气。两方合用起到活血消癥、滋阴润肠之效。

（三）传承心得体会

刘铁军教授认为活血化瘀法是治疗肿瘤的重要方法，活血化瘀法常与益气扶正、养阴清热、扶阳消癥等治法合用。肿瘤属于消耗性疾病，长期攻伐未免伤及脾胃阳气、肝肾精气，故应当配伍益气扶正、补肾益肝之品，做到因人制宜，这样才能起到最佳疗效。现代药理学研究表明，活血化瘀法可影响恶性肿瘤细胞癌基因表达，降低增殖速度。许多活血化瘀的中药本身具有抗肿瘤作用，可直接杀死肿瘤细胞，抑制血液高凝状态，降低血液黏稠度，抗血小板聚集，防止瘤栓形成，改善血液循环和微循环，阻断肿瘤血管生成。活血化瘀法一方面能提高放疗的敏感性，有利于经血管治疗的药物如化疗药等发挥作用；另一方面有利于免疫系统对癌细胞的清除，能减少血小板聚集，防止癌细胞在血液中停留、黏附、聚集、种植，从而减少其转移。

二、师徒答疑

学生: 请问老师活血化瘀法为何注重"祛瘀"和"生新"呢？

老师: 唐容川《血证论》云："瘀血在经络脏腑之间，则结为癥瘕，瘕者或聚或散，气为血滞，则聚而成形。"全身血液的运行都依赖气的推动作用，气滞则血瘀，进而导致血液在体内某一部位停滞不行，形成瘀血，久则化生癥瘕积聚。《素问·阴阳应象大论》记载："血实宜决之，气虚宜掣引之。"唐容川曰："凡治血者，必先以祛瘀为要。"治疗血瘀重在祛瘀生新，瘀血已去而新血不生导致血脉空虚，毒邪凝聚又生新瘀。血瘀未解而妄用养血之品，则精微与血瘀杂合，堵塞脉络，加重病情。治疗血瘀当疏通血脉、活血化瘀，促使血液流行周身，配合益气活血、养血消瘀之法，结合患者的整体情况合理用药，以助气血循行无虞、攻除癌毒之巢。

学生: 老师在运用活血化瘀法治疗肿瘤疾病时有哪些临床经验呢？

老师: 活血化瘀之品数量众多，疗效确切，但临证须辨证运用。治疗恶性肿瘤常用的活血化瘀药有桃仁、红花、水蛭、土鳖虫、莪术、三棱等。寒邪致瘀，可选用红花、当归、延胡索等温阳活血；热邪迫血妄行所成瘀血，可选用牡丹皮、赤芍、郁金、地黄等清热活血；血瘀兼气滞者，可选用延胡索、郁金、乳香、没药、木香、五灵脂等行气化瘀；湿热与瘀血相搏，可选用丹参、益母草、王不留行、苦参等清热祛湿化瘀；以疼痛为主的血瘀证，可选用乳香、没药、延胡索、三七等活血止痛；若血虚较盛，可选用当归、鸡血藤、阿胶等养血化瘀；若兼有出血者，可选用蒲黄炭、血余炭、三七、地榆炭等化瘀止血；瘀血日久，久病入络，可选用血肉有情之品，如土鳖虫、全蝎、蜈蚣、水蛭等活血通络。

活血药多药性峻猛，易耗伤脾胃，针对不同的证型运用不同方药。肝血虚者，可加入白芍、生地黄柔肝益肾；心血虚者可配伍炙甘草汤充养心血；脾气虚者可加入党参、黄芪、白术固护脾胃；肺阴虚者可配伍沙参麦冬汤，滋阴清热；肾精亏者，可予左归丸、右归丸，以养阴益阳，活血化瘀；气血瘀滞者，可辨证施以血府逐瘀汤、桃红四物汤、复元活血汤等；津亏肠燥者可选用新加黄龙汤；虚劳干血者，则予大黄䗪虫丸，亦可选用桂枝茯苓丸缓消癥积。

放疗后多见郁热，可适当给予丹参、牡丹皮、赤芍等凉血活血；化疗后多见寒瘀，首当补脾益气，以助后天之气的恢复，然后运用温阳通络之品如黄芪、桂枝、当归，祛寒化瘀；晚期患者多见虚劳、瘀血并重，《血证论》云："凡有所瘀，莫不壅塞气道，阻滞生机，久则变为骨蒸干血、痨瘵，不可不急去之也。"此时当补益肾阳，少佐活血化瘀之品，中病即止，注重养血，以防瘀血再生。

第六节　肿瘤若现火热毒，清热解毒首当用

一、病例简述

（一）诊断现场

患者，男，66 岁，2020 年 6 月 17 日初诊。

患者 8 个月前无明显诱因出现右胁肋胀痛，伴有乏力，就诊于某三甲医院，经多学科会诊后，诊断为肝恶性肿瘤，先后给予介入栓塞、射波刀等治

疗，病情好转后出院。5 天前上述症状加重，今为求中医系统治疗来诊。

刻下症：右胁肋胀痛，口苦，心烦易怒，身黄目黄，小便短少，色黄，体温 37.5℃，咳嗽，咳痰，乏力，时有胸闷、心慌，纳差，眠差，入睡困难，大便溏，一日 4～5 行，舌质红，苔黄腻，脉滑数。

西医诊断：肝癌。

中医诊断：癌病（肝胆湿热，癌毒内蕴）。

治法：清热利湿解毒。

处方：甘露消毒丹加减。茵陈 30g，白豆蔻 20g，藿香 20g，薄荷 10g，滑石 30g，通草 15g，石菖蒲 15g，黄芩 10g，连翘 15g，浙贝母 30g，射干 15g，栀子 10g，龙胆草 10g，柴胡 15g。10 剂，水煎取汁 450mL、150mL，早晚温服。

口服院内制剂化癥散积颗粒，每次 2 袋，每日 3 次。

二诊（2020 年 6 月 28 日）：服药后患者右胁肋疼痛缓解，口苦减轻，身目黄减退。上方加白术 20g，茯苓 15g，上方续服 10 剂。

三诊（2020 年 7 月 7 日）：服药后患者身体状况好转，上方续服 10 剂。后续口服化癥散积颗粒，病情变化随诊。

病名	主症	辨证	治法	选药	选方
癌病	发热乏力，身黄、目黄、小便黄	肝胆湿热癌毒内蕴	清热利湿解毒	茵陈 滑石	甘露消毒丹

（二）病案分析

恶性肿瘤的病机为正虚邪实、虚实夹杂，全身因气血消耗属于虚，局部癌毒旺盛属于实。局部多种病理产物凝结不散，阻塞气机，郁而化热，湿热内蕴，流溢三焦。甘露消毒丹出自《医效秘传》，方中连翘、薄荷轻清透达，引邪外出；黄芩、射干、贝母苦寒泄肺，以清散上焦及咽喉热毒；藿香、石菖蒲、白豆蔻芳香化浊，醒脾祛湿，以化中焦湿浊；滑石、木通、茵陈清热利湿退黄，以渗利下焦湿浊，引湿热从小便而出。全方以清热为主，渗湿解毒为辅，上清、中化、下利并用，起到清热利湿解毒之效。

（三）传承心得体会

清热解毒法是中医常用治法之一，该治法历史悠久，最早见于《内经》，《内经》提出"热者寒之""治热以寒"的理论。《千金方》载有："凡除热解毒，无过苦醉之物。故多用苦参、青葙、栀子、草苗、苦酒、乌梅之属……除热解毒最良。"金元四大家之一的刘河间创立寒凉学说，并提出"寒凉治温"的治法。明清以后温病四大家扩大了清热解毒法的应用范围，如今该法在治疗肿瘤疾病中发挥了重要作用。刘铁军教授在临床中运用清热解毒法配合滋阴生津、补肾益精等治法，对于肿瘤疾病的治疗起到良好的效果，同时清热解毒法也可治疗肿瘤并发症。疼痛是肿瘤常见的并发症，癌毒侵犯经络或毒邪阻滞经络气血所致的局部疼痛，热毒内蕴、耗伤阴液是引起癌性疼痛的因素之一。治疗应以清热滋阴之品为主，如蒲公英、知母、玄参、土茯苓、赤芍、山慈菇等，能缓解患者的癌性疼痛。

二、师徒答疑

学生：老师，肿瘤和热毒之间有什么关系？

老师：癌毒不同于六淫、痰湿、血瘀、食积之性，多因瘀热互结成毒。同时其本身就属于热邪，并不断煎灼消耗人体津液正气，在正气交争、邪正相搏时亦可出现热象，故癌毒亦可称为热毒。《卫济宝书》记载："癌疾初发，却无头绪，只是肉热痛。"《仁斋直指方论》说："癌者上高下深，岩穴之状，颗颗累垂，热毒深藏。"在肿瘤发展的各个阶段都可见到热邪的产生，表现为局部有灼热感，伴有发热、乏力、口干渴、眼干涩、五心烦热、大便秘结、小便短赤、舌苔黄腻、脉数等。对于不同肿瘤，其特点又有差异，肝癌多表现为胁肋热痛胀满，口苦咽干，眼干涩，皮肤瘙痒，身目发黄；肺癌多表现为咳嗽胸痛，气促咳血，痰黄黏稠，大便秘结；肠癌多表现为腹胀腹痛，大便秘结或有脓血便；白血病多伴有全身发斑、出血、吐衄。通过以上症状可知，恶性肿瘤与中医学的"热毒"有关，此或为邪热所致，或为痰湿血瘀郁久化热所致，或为阴虚内热所致。

学生：老师在临床工作中具体如何应用清热解毒法治疗肿瘤疾病？

老师：对于正气不虚，邪毒初起，正邪交争剧烈的肿瘤患者，当以祛邪为主，可用清热解毒法去除邪毒；邪毒亢盛，机体阳气渐虚者，扶正清热应齐头并进；正气亏虚，不耐攻伐者，当以扶正为主，少佐清热解毒之品，不可败坏脾胃。根据不同的肿瘤，可给予针对性的清热解毒之品。肝癌、胆囊癌等病位在肝胆，治疗时多用清热解毒法与利湿退黄、疏利肝胆法同治，常用药物多归肝胆经，如白花蛇舌草、半枝莲等；若湿热内蕴可加入茵陈、大黄、虎杖等。肺癌病位在肺，治疗时多清热解毒法、益气养阴法与化痰祛瘀法同用，常用药物多归肺经、大肠经，如土贝母、土茯苓、半枝莲、半边莲等；若痰热壅盛可加入浙贝母、黄芩等；若胸水泛溢可加入葶苈子、防己等。食管癌、胃癌、肠癌等消化系统肿瘤与脾胃关系密切，治疗时多清热解毒法、活血化瘀法与益气养阴法同用，常用药物多归脾、胃、肝经，如白花蛇舌草、土贝母、半枝莲、大血藤等；若热邪迫血可加入小蓟、大蓟、白茅根、地榆、地黄等。肿瘤的发展是极其复杂的，不能只拘泥于一法，临床上应根据不同的病位、时期、证型处以不同的组方。

第七节　阳胜阴消，温阳散寒

一、病例简述

（一）诊断现场

患者，男，51 岁，2020 年 5 月 17 日初诊。

患者半个月前无明显诱因出现消瘦伴腹胀痛，就诊于当地医院，经相关检查后诊断为胰腺癌，给予抗癌治疗后，病情略有好转。今为求中医系统治疗来诊。

刻下症：消瘦，腹胀痛，四肢厥逆，腰背冷痛，乏力，口干，恶心欲吐，纳眠差，小便可，大便溏，日2～3次，质稀，舌淡苔白，脉沉微。

西医诊断：胰腺癌。

中医诊断：癌病（阳虚证）。

治法：温阳散寒。

处方：阳和汤合四逆汤加减。麻黄9g，熟地黄30g，肉桂15g，鹿角胶15g，炒白芥子6g，白术20g，附子10g，干姜5g，炙甘草10g。10剂，水煎取汁450mL、150mL，早晚温服。

二诊（2020年5月28日）：服药后患者腹胀痛缓解，四肢渐温，乏力减轻，大便成形，日1次。守方治疗10剂。

三诊（2020年6月7日）：服药后患者诸症减轻，为固其效加服当归补血汤（黄芪50g，当归20g），续用10剂。后续随病情变化，观其脉证，知犯何逆，随证治之。

病名	主症	辨证	治法	选药	选方
癌病	腹胀痛，腰背冷痛	阳气亏虚	助阳益气	熟地黄 鹿角胶	阳和汤
	四肢厥逆	阳衰寒厥	温阳散寒	附子	四逆汤

（二）病案分析

《素问·生气通天论》曰："阳气者，若天与日，失其所，则折寿而不彰。"阳气是机体功能正常运行的源动力，起主导作用，只有阳气充盈，才能使五脏六腑各司其职，气血津液行其所归，糟粕毒邪得以排出。在临床中运用扶阳抑阴、培元固本的治法，培育阳气，从而达到抑制肿瘤生长的目的。

阳和汤出自《外科证治全生集》，肿瘤多由素体阳虚，寒凝湿滞，邪毒内聚，消耗正气，导致营血不足，在局部或全身出现一系列虚寒症状，治宜温阳补血，散寒消癥。方中重用熟地黄，滋补阴血，填精益髓，补正气之损耗；配以血肉有情之品鹿角胶，补肾助阳。两者合用，养血助阳，以治其本，共为君药。寒凝湿滞，选用干姜、肉桂温热通经，散寒祛瘀为臣。佐以麻黄辛温散寒，助阳通达，解寒凝，和脉络；白芥子祛寒湿痰浊。本方助阳祛寒，养血通脉，祛湿化痰，散寒凝，布阳气，使阴邪尽消。四逆汤出自《伤寒论》，用于治疗阳衰寒厥证，方中以大辛大热的附子为君，温阳散寒；臣以辛热之干姜，温中散寒，以助附子之力，相须为用，相得益彰，温中回阳之力大增；佐以炙甘草益气补中，缓解附子的峻烈药性，三药合用起到温阳散寒之效。

（三）传承心得体会

脾为后天之本，气血生化之源，脾阳源于肾阳，肾阳为一身之元阳，肾阳的温煦蒸腾是气血运行的根本动力，肾阳虚可累及脾阳，脾阳虚则无力供养肾阳，故刘铁军教授注重脾阳、肾阳的培育。多以温阳、通阳、助阳为主，常用阳和汤、四逆汤、当归四逆汤等加减治疗。癌症晚期凝血功能异常，多出现各种出血症状，往往危及生命。癌症出血多因阴盛阳虚，气虚无力统血，导致血溢脉外，形成瘀血。在治疗时当固护正气，配合止血、清热之法。若大出血后，正气欲脱，当以益气为主，防止气随血脱，而后温阳补血。

二、师徒答疑

学生：老师如何理解"因虚致病，因病致虚"？

老师：肿瘤日久可导致机体阳气不足，无力对抗外邪，气机闭塞，功能失司，使痰饮、瘀血等病理产物逐渐形成。首先，癌毒本身就持续掠夺机体的气血津液，使阳气没有了生成的物质基础；其次，癌毒可直接损伤阳气，导致阳气的不断损耗。阳虚既是发病的内在条件，又是疾病过程中的一种病理表现，始终贯穿于肿瘤的病变过程，即"因虚致病，因病致虚"。中医体质学说近些年来也颇受关注，临床上发现具有阳虚体质、瘀血体质、痰湿体质的患者更容易患有肿瘤疾病，这也从另一方面说明了阳气的强弱与肿瘤发生的关系。

学生：老师在临床中如何运用扶阳消积法？

老师：现有研究表明，阳虚患者更容易患有胃癌、大肠癌、肺癌等多种恶性肿瘤。对于此类肿瘤疾病，在治疗上应该扶正和祛邪相结合，即扶阳和消积兼顾并施的治疗策略。应及时扶助阳气，运用温阳散结法，固护脾肾阳气，从而使阳气周流全身，冲破寒凝，清除机体内的诸多阴邪，如血瘀、痰饮等，消除利于肿瘤生长的条件，将肿瘤扼杀在摇篮中。

郑钦安曰："桂、附、干姜，纯是一团烈火，火旺则阴自消，如日烈而片云无。"在临床中常用附子、干姜、黄芪、肉桂配伍解毒、行瘀、化痰、攻毒之品。叶天士《临证指南医案》记载："余以柔剂阳药，通奇脉不滞，且血肉有情，栽培身内之精血。"此时可予理中汤或附桂理中汤为主配合养精填髓药物进行治疗，填精药物性味多滋腻厚重，须以阳药助其运化以除壅滞。急则固护脾肾阳气，一旦阳气恢复，根据不同的证型，可稍加攻伐之品，防止毒邪趁机反弹。若失治误治、毒邪旺盛，导致患者脾肾极虚，气弱津亏，危及生命，此时不应继续攻伐，当以扶阳固脱为主，保住一分正气，再进行其他治疗。

第八节　养血益气，扶正抗癌

一、病例简述

（一）诊断现场

患者，女，72 岁，2019 年 9 月 3 日初诊。

患者 3 年前无明显诱因出现右胁肋疼痛，就诊于当地医院，查上腹部 CT

确诊为肝癌。其间反复于当地三甲医院住院治疗，病情稳定。7 天前上述症状加重，今为求中医系统治疗来诊。

刻下症：右胁肋绵绵作痛，乏力，心悸，气短不足以息，头昏沉，面色无华，胃脘胀满，食欲不振，眠差，小便微黄，大便可，舌苔薄白腻，脉弦细。

西医诊断：肝癌。

中医诊断：癌病（气血亏虚证）。

治法：益气养血，扶正消积。

处方：升陷汤合归脾汤加减。黄芪 80g，柴胡 15g，升麻 20g，桔梗 15g，知母 20g，炒白术 20g，党参 15g，炙甘草 10g，茯神 15g，炙远志 10g，木香 10g，龙眼肉 10g，生姜 10g，炒酸枣仁 10g，当归 20g，大枣 10g。5 剂，水煎取汁 450mL、150mL，早晚温服。

二诊（2019 年 9 月 14 日）：服药后患者胁肋痛、气短均有减轻，胃脘症状及食欲略有改善，乏力缓解明显，上方减黄芪至 50g，继服 15 剂。

三诊（2019 年 9 月 30 日）：服药后患者整体状况渐有好转，故继服上方 15 剂，后续随病情变化，观其脉证，知犯何逆，随证治之。

病名	主症	辨证	治法	选药	选方
癌病	乏力，气短不足以息	脾气亏虚	健脾益气	黄芪	升陷汤
	心悸，面色无华，眠差	气血不足	补气养血	黄芪 龙眼肉	归脾汤

（二）病案分析

该患病情迁延日久，正气亏虚严重，一派气虚血弱之象，此时不宜急攻，当先补养气血，固护后天之本，扶正抗癌。升陷汤出自《医学衷中参西录》，黄芪大补元气，又善升阳；升麻、柴胡升阳举陷，助黄芪举陷升提；知母凉润，制约黄芪之温性；桔梗为药中舟楫，可载药上行，直达病所。诸药合用，共奏益气升陷之功。归脾汤出自《严氏济生方》，方中黄芪补脾益气，龙眼肉养心益气，共为君药；党参、白术与黄芪相伍，补脾益气之功益著；当归补血养心，酸枣仁宁心安神，与龙眼肉相伍，补心血、安神志之力更强，均为臣药；佐以茯神养心安神，远志宁神益智；加木香理气醒脾，使补而不滞；炙甘草补益心脾之气，并调和诸药，用为佐使；加生姜、大枣调和脾胃。两方合用，起益气养血、扶正消积之效。

（三）传承心得体会

肿瘤的快速生长会不断消耗人体气血津液，正气无法对抗毒邪，使肿瘤的发展无法得到遏制，进一步恶化。中医古籍中详细记载了积聚与气血亏虚的关系。《内经·素问刺法论》曰："正气存内，邪不可干。"《内经·评热病论》曰："邪之所凑，其气必虚。"说明了气血亏虚是导致疾病发展的重要因素，因此益气扶正法在肿瘤的治疗中至关重要。《难经·五十五难》曰："故积者，五脏所生；聚者，六腑所成也。"脏腑功能失调既是肿瘤发生的因素，又是肿瘤发生后的必然结果。明代《医宗必读》云："积之成也，正气不足，而后邪气踞之。"中医学强调辨证论治，治病求本，所以在肿瘤的治疗上，不可忽视益气养血的治疗原则。虚则补之，坚者削之。治疗时应选用具有益气扶正作用的中药、方剂，通过增强正气的抗邪力量，恢复脏腑气机功能，达到攻毒祛邪的目的。在正气恢复的基础上配合活血化瘀、清热解毒、泻下通腑等方法治疗，起到抑制肿瘤生长的效果。

二、师徒答疑

学生：肿瘤晚期常出现气血亏虚证，老师在临床中如何通过益气养血法扶助正气以抗癌毒？

老师：人体得以正常生长发育全赖气血的濡养，气在人体中起到了推动、温煦、固摄、防御等功能，正气是维系人体各项功能最重要的物质。癌毒属于一种特殊的邪气，其发展迅速，侵袭力强，对于正气是极大的挑战。癌病初期，正气较强，其生长受到抑制，当感受外邪、内伤七情等因素导致正气虚弱时，癌毒即可肆虐于内。癌毒在生长的过程中也须依赖气血的濡养，并且损伤了五脏六腑的正常功能，这种恶性循环是大多数肿瘤患者都将经历的过程，故在治疗时要建立培育正气的思想，只有鼓舞正气抗邪，才能多一分斗争的胜算。

肾为先天之本，元气之根，五脏六腑之精均藏于肾。毒邪日久损伤肾精，则先天之本动摇，导致诸多病理产物的生成，脏腑的损耗严重，精血同源，肾精亏虚，营血亦虚。对于精血虚损的患者，可应用肉苁蓉、附子、淫羊藿、巴戟天等温肾助阳；熟地黄、山茱萸、玄参、龟甲等滋阴补肾。阳虚为主者可佐以少量滋阴之药，阴虚为主者可佐以少量温阳之药，阴阳两虚者助阳益阴可同时进行，达到张景岳所说"阳得阴助而生化无穷，阴得阳升而泉源不竭"之目的。脾为后天之本，人体正常的生理功能需要后天水谷的滋养，脾胃处于中焦，为气血生化之源，也是糟粕毒邪排出体外的源动力。《景岳全书》云："脾胃不足及虚弱失调之人，都有积聚之病。"《脾胃论》曰："脾胃之气既伤，而元气亦不能充，而诸病之所以生也。"在治疗肿瘤疾病时一定要固护好脾胃，脾胃功能的健运也将有利于疾病的治愈。

益气养血的首要目的是扶正，在正气恢复的同时，要审时度势，运用针对性药物进行祛邪治疗。扶正为祛邪提供条件，祛邪又使正气得到保护，相辅相成，互相协助，邪气才能日渐消亡。正如《医宗必读》所言："初者，病邪初起，正气尚强，邪气尚浅，则任受攻；中者，受病渐久，邪气较深，正气较弱，任受且攻且补；末者，病魔经久，邪气侵凌，正气消残，则任受补。"

第九节　温肾阳以消阴翳，助脾气以固营血

一、病例简述

（一）诊断现场

患者，男，66 岁，2020 年 10 月 15 日初诊。

患者 10 年前无明显诱因出现腹痛、便血，就诊于当地医院，诊断为溃疡性结肠炎，经系统治疗后症状好转，其间便血时有发生。半年前上述症状加重，就诊于某三甲医院，确诊为结肠癌，给予手术等对症治疗，病情较稳定。7 天前上述症状加重，伴有畏寒，下半身水肿严重，今为求中医系统治疗来诊。

刻下症：腹痛腹胀，四肢不温，畏寒，神疲乏力，面色萎黄，一身悉肿，下半身为重，身重纳呆，恶心，小便短少，大便下血，先便后血，舌淡，苔白厚腻，脉沉细弱。

西医诊断：结肠癌术后，溃疡性结肠炎。

中医诊断：癌病（阳虚水泛，脾不统血）。

治法：温阳利水，健脾摄血。

处方：实脾饮合黄土汤加减。附子 10g，槟榔 15g，甘草 10g，干姜 5g，木香 15g，草果仁 15g，茯苓 30g，木瓜 15g，厚朴 20g，大枣 15g，生姜 10g，炒白术 20g，阿胶 10g，炒白术 15g，灶心黄土（赤石脂代）15g，生地黄 15g，黄芩 15g。5 剂，水煎取汁 450mL、150mL，早晚温服。

口服院内制剂化癥散积颗粒，每次 2 袋，每日 3 次。

二诊（2020 年 10 月 21 日）：服药后患者腹胀及腹水改善，大便每日 1 次。上方加黄芪 50g，防己 15g，取"益气利水"之意，续服 10 剂。

三诊（2020年10月31日）：服药后患者整体状况好转，情绪渐佳，故续服前方10剂。后续随病情变化，观其脉证，知犯何逆，随证治之。

病名	主症	辨证	治法	选药	选方
癌病	四肢不温，一身悉肿，腹胀	阳虚水肿	温阳利水	附子 干姜	实脾饮
	神疲乏力，便血	脾不统血	健脾摄血	灶心黄土（赤石脂代）	黄土汤

（二）病案分析

实脾饮出自《严氏济生方》，本方是治疗阴水的代表方，方以干姜、附子为君。干姜健运中焦，振奋脾阳，温化水湿；附子辛热，能温肾助阳，化气行水；臣以白术、茯苓健脾和中，渗湿利水；木瓜能于土中泻木，兼以祛湿利水；气能化水，气滞则水停，气行则湿化，故方中配伍厚朴宽肠降逆；木香调理脾胃之滞气；大腹子行气之中兼能利水消肿；草果辛热燥烈之性较强，善治湿郁伏邪，是为佐药。使以甘草调和诸药。加生姜、大枣以益脾和中，达到温肾暖脾、行气利水的目的。

黄土汤出自《金匮要略》，方中灶心土（赤石脂代），辛温而涩，功能温中、收敛、止血，为君药；白术、附子温阳健脾，以复脾胃统摄之权，为臣药；生地黄、阿胶滋阴养血止血，既可补益阴血之损耗，又可制约白术、附子温燥之性，生地黄、阿胶得术、附，则可避免滋腻之弊。方用黄芩苦寒止血，佐制温热以免动血，共为佐药；甘草为使，和诸药并益气调中。诸药合用，标本兼顾，刚柔相济，温阳健脾，补血止血。两方合用起到了温阳利水、健脾摄血之功。

（三）传承心得体会

本例患者久病体衰，正气亏虚，加之便血频频，气血耗散，脾肾阳虚，水液代谢失常，出现水湿内停、泛溢肌肤、双下肢浮肿等症。癌毒深入大肠，其性猖獗，正邪相搏，正气渐虚，脾阳不足，运化失司，统摄无权，出现腹痛腹胀、便血、畏寒肢冷、神疲乏力、面色萎黄等症。方选实脾饮，以温阳、健脾、行气、利水为主，意在温脾肾以制水，行气以利水。黄土汤通过组方配伍起到温阳补虚、健脾摄血、滋阴补血、凉血止血之功，针对本病例反复发作的便血症状应治病求本，通过补益脾气，扶助正气，佐以凉血滋阴，使气能摄血，新血得生。通过两方的加减配伍，温补肾阳，以消寒水停滞；温补脾阳，以止营血耗散；扶助正气，以恢复脏腑气机，消散体内寒邪凝滞，攻逐深伏的顽固癌毒。

二、师徒答疑

学生：老师常说"道是术的根本，术为道的彰显，学习中医要做到道术结合"。您是如何理解中医的"道"呢？

老师：中医学理论来源于中华民族几千年灿烂深邃的文化沉淀，中医学不单是一门研究人体健康与疾病的学科，更集合了医学、哲学、气象学、社会学、伦理学等多学科内容。正因为中医学是建立在"道"的基础上才能包罗万象、经久不衰。"道"是贯穿于几千年中华文化的重要哲学概念，是古代哲学家对于世界人生的最终答案，也是世界万物运行的最高准则，它引导规范了人们的行动方向。《素问·阴阳应象大论》讲："阴阳者，天地之道也。"什么是道？道是规范、道理，得道多助，失道寡助。所以想要掌握中医学的精髓，必须要将"道"融入心中，我认为中医的"道"包括以下三点内容。

1. 道法自然，天人合一

中医学是在古人对天地万物认识的基础上形成的，《道德经》曰："有物混成，先天地生，寂兮寥兮，独立而不改，周行而不殆，可以为天地母。吾不知其名，字之曰道，强为之名曰大。""人法地，地法天，天法道，道法自然。""道"是万事万物的存在规范，《素问·宝命全形论》曰："夫人生于地，悬命于天，天地合气，命之曰人。"人作为天地之中的最灵之物，通过

"道"明白了生命的意义，掌握了生存的规律，调和了与自然万物的关系，形成了"天人同质""天人同象""天人同理""天人合一"的哲学思想。

"道"的存在更是中医学得以发展的基础。《素问·天元纪大论》说："太虚寥廓，肇基化元，万物资始，五运终天，布气真灵，总统坤元。"气作为生命活动的源动力，沟通了脏腑经络、表里内外、人与自然的联系。当了解了事物间的相互联系，便可理解中医学的整体观念、见微知著、治病求本等理论的真正含义。根据"道"的运行规律及存在联系，形成了中医学气机生化、升降出入、相生相克、正邪交争等理论。中医先贤借鉴象思维，构建了中医取象比类的思想，将五脏六腑、四肢百骸、经络腧穴等与自然联系在一起，为寒者热之、热者寒之、阳病治阴、阴病治阳、调和阴阳等中医治法提供了理论依据。正因为有了"理法"的基础才会有"方药"的诞生，从药物的四气、五味、归经、阴阳属性到方剂的君、臣、佐、使，配伍运用无一不体现了"道"的思想，可以说"道"是中医学发展的基石，所以学习医道是掌握中医精髓的金钥匙。

2. 医者仁心，修身育德

历代医家秉承"先发大慈恻隐之心，誓愿普救含灵之苦"的崇高信念，认为"夫医之为道，君子用之以卫生，而推之以济世，故称仁术"。作为炎黄子孙，我们要继承宝贵的中医学财富，庇护人民的生命健康。每一位医生都要全心全意地救死扶伤，关心爱护患者，重视患者的生命人格，维护患者的利益。在医患关系上要注重和谐，对待患者要言语温和、态度谦和、诚信自重，指导患者采用"中和"的养生方式，比如在生活起居、喜乐忧思、言行举止等方面，达到一种平和的状态。在同道关系上要礼让谦恭，平易近人，尊老爱幼，严于律己，宽以待人，打破门户之见，相互学习，互相进步。在身心修养上要恬淡虚无，精神内守，淡泊名利，积极进取，舍己为人，实现自身的和谐状态。

中医之"道"，于医德，于医术，始于"道"而终于"仁"。医德是医生的灵魂，也是从医者积累善根的必要条件，医德高低或能直接决定医术的高低，医术的高低则为医德之体现。"仁"作为医家修身、立命、业医之本，告诫医者要用包容博爱的态度平等对待每一位患者，应秉承淡泊名利、甘愿奉献的精神，不断督促自己成为一名具有一视同仁之心、舍己为人之心、推己及人之心的良医。

3. 严谨治学，传道解惑

40 余年的医教研生涯，让我深刻认识到中医理论学习与研究的重要性，中医文化悠久深邃，只有孜孜不倦、刻苦钻研，才能窥其门道。青年时我与中医药结缘，痴迷其中，学习中医之路几经坎坷，但最终有幸叩开中医大门，进入长春中医学院（现长春中医药大学），师从任继学、刘柏龄、王烈、阎洪臣等名医大家，愈发感受到自身的不足，坚定了学习永远在路上的信念，只有学习经典、扎根经典、勤求古训、博采众方，才能更好地追随老师们的步伐。40 余年的工作经历，让我对中医药有了更深刻的认识，在临床中运用经典理论和经典方剂诊治患者，并将经方与时方聚类化、家族化，以主药命名，聚证选药，循药定方，由面归点，由点及面，以证测方，以方应证，方证相应，形成了一套类方系统。基于中西医理论提出了"脏毒腑秽学说"和"通腑除秽法"治疗疾病，受到了广大中医同行的普遍认可。我还根据多年的临床经验，研发院内制剂 8 项，已成为治疗消化系统疾病的品牌中成药，深受广大患者欢迎。细细回想，这些成就无不来源于我对中医的热爱，只有通过日复一日、年复一年的精勤工作，严谨治学，学习术业知识，才能使我们在诊治疾病时得心应手，有的放矢。

毛主席指出："中国医药学是一个伟大的宝库，应当努力发掘，加以提高。"习近平总书记说："中医药学凝聚着深邃的哲学智慧和中华民族几千年的健康养生理念及其实践经验，是中国古代科学的瑰宝，也是打开中华文明宝库的钥匙。"中医药的传承发展需要新鲜的血液，如何培养新一代的中医接班人是我们当老师的责任。从 20 世纪 90 年代开始我带教研究生，正式开始我的教学生涯，现在有国内外硕、博士研究生 100 多人，跟我出诊学习的本科生就更多了。看着他们一双双渴求知识的眼睛，我仿佛看到了学生时代的自己，所以我一定要教育好这些祖国的花朵，他们是中医的未来和希望。我经常跟学生们说："读经典，诵名方，求古训，勤临床，三年五年打基础，十年八年成名家。"

　　《素问·著至教论》曰："黄帝坐明堂，召雷公而问之曰：子知医之道乎？雷公对曰：诵而颇能解，解而未能别，别而未能明，明而未能彰，足以治群僚，不足至侯王。愿得受树天之度，四时阴阳合之，别星辰与日月光，以彰经术，后世益明，上通神农，着至教，疑于二皇。帝曰：善！无失之，此皆阴阳表里上下雌雄相输应也，而道上知天文，下知地理，中知人事，可以长久，以教众庶，亦不疑殆，医道论篇，可传后世，可以为宝。"中医之道，精妙玄通，历久弥新，其大无外，其小无内。学者当精研深思，严于律己，博览群书，修身育德，重道精术，方能乘天地之道，驭岐黄之术，游中医之海，为中华民族伟大复兴贡献中医的力量。

　　一个有希望的民族，不能没有英雄，一个有前途的国家，不能没有先锋。我的学生们要争当英雄，争当先锋，成为国家的英才，战斗在工作岗位上，奋斗在临床一线。我作为第一负责人，鼓励学生要成为有责任、有担当的人，甘于奉献，敢于付出，要始终向前辈看齐，积极进取，努力拼搏，接过中医传承的接力棒，让中医的道术文化永远传承下去！